もっとわかる薬物速度論
PHARMACOKINETICS

添付文書の薬物動態パラメータを読み解く

加藤基浩 著

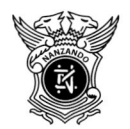

南山堂

はじめに

　本書は，添付文書やインタビューフォーム等に記載されている薬物動態情報を理解し，利用したい方を対象に執筆した解説本です．前著「薬物動態の基礎　はじめての薬物速度論」（2008年）は，タイトルどおり，はじめて薬物速度論の勉強をしようという薬物動態研究者，メディシナルケミスト，薬理学者を対象に執筆しました．そのなかに「医療関係者へ」という章を設け，自分なりに病院・薬局薬剤師の人向けに，「添付文書の読み方」という項を執筆しました．4ページ程度なのですが，この部分について臨床現場の先生方から評価されていると感じる経験を何度かしました．私も以前から薬物動態パラメータの見方について解説した本があってもいいのではと思っていました．そこで今回，添付文書の読み方を中心に執筆してみました．私は非臨床で薬物動態研究を行っていますので，動物のデータしか扱っていません．しかし，基本的に薬物動態パラメータの読み方は，非臨床も臨床も違いはありません．添付文書が特別というわけでなく，読み方は同じです．ですから，臨床の方ばかりでなく，非臨床で薬物動態研究をされている方にも役立つのではないかと思っています．ひとりよがりになっていなければよいのですが….

　1章には，なぜ薬物動態がむずかしいか考えたことをまとめてみました．薬物動態はむずかしいとよく言われます．数式が多いからでしょう．しかし，それだけではないと思っています．それをまとめてみました．少し見方が変わるのではないでしょうか．

　2章では，専門外の統計の話を書いています．個体差を理解するには必要と思ったからです．統計学者ではないので，統計学者から厳密な意味では，正しくないと指摘される部分があるかもしれません．でも，あえて記載するのは，それだけ情報を活用してほしいからです．

　3章はクリアランス概念の復習です．

4章，5章では，コンパートメントモデル，生理学的モデル，モーメント解析の基本的なことを記載しました．内容的には不十分であることは承知しております．この部分では，2-コンパートメントモデルについて，他書では記載していないことを執筆したつもりです．1-コンパートメントモデルの話は他書に色々ありますが，2-コンパートメントモデルを詳細に記載したものは見受けられません．実際の薬物には，2相性の消失をするものが結構あります．それらの解析をするためにはもっと解説をしないとむずかしいと思い，詳しく記載したつもりです．

　6章では，臨床で問題になる薬物間相互作用を取り上げました．

　7章は，本書のメインである添付文書の薬物動態情報の読み方です．添付文書の例を6つ示しました．まったく架空の薬物のパラメータでは，おかしな解釈を覚えてしまう可能性があるため，実際の薬物をモデルに仮想的な薬物のパラメータを作りました．モデルがあるといってもその薬物とは関係ありませんので，その点ご理解ください．タイプの違う薬物の例を作ったつもりです．7章の例をもとに実際の添付文書のデータを読んでみてください．

　この本が，薬物の特性を理解するために少しでもプラスになれば幸いです．

　最後に，本書の出版にあたり，出版をご快諾いただきました南山堂編集部に感謝いたします．

　　　2010年　盛夏

　　　　　　　　　　　　　　　　　　　　　　　　　　加藤　基浩

目　次

はじめに ……………………………………………………………… iii
主な略語表 …………………………………………………………… viii

1章　なぜ薬物動態がわかりにくいか ……………………………… 1
　1　薬物動態とは …………………………………………………… 1
　2　立場が違えば，必要な情報も違う …………………………… 3
　　a．非臨床 ……………………………………………………… 3
　　　1）メディシナルケミスト ………………………………… 3
　　　2）薬理研究者 ……………………………………………… 4
　　　3）安全性研究者 …………………………………………… 4
　　　4）製剤研究者 ……………………………………………… 4
　　　5）薬物動態研究者 ………………………………………… 5
　　b．臨　床 ……………………………………………………… 5
　　　1）臨床薬理研究者 ………………………………………… 5
　　　2）医　師 …………………………………………………… 6
　　　3）病院・薬局薬剤師 ……………………………………… 6
　3　評価と予測 ……………………………………………………… 7
　4　解析法と予測 …………………………………………………… 9
　5　まとめ …………………………………………………………… 11

2章　統計と最小二乗法 ……………………………………………… 13
　1　基本統計 − 個体差の理解のために ………………………… 13
　　a．平均と標準偏差 …………………………………………… 13
　　b．正規分布について ………………………………………… 15
　　c．幾何平均 …………………………………………………… 18

         d．個体差の見方 …………………………………………… 21
         e．標準偏差（*SD*）と標準誤差（*SE*） …………………… 23
    2　最小二乗法 …………………………………………………… 24
         a．線形最小二乗法 ………………………………………… 24
         b．非線形最小二乗法 ……………………………………… 27

3章　クリアランス概念の理解 ……………………………………… 29
    1　 例1 　腎クリアランス ……………………………………… 31
    2　 例2 　膜透過クリアランス ………………………………… 33

4章　コンパートメントモデル ……………………………………… 37
    1　1-コンパートメントモデル ………………………………… 38
         a．静脈内投与 ……………………………………………… 38
         b．インフュージョン ……………………………………… 39
         c．1次吸収1-コンパートメントモデル（経口投与） …… 41
    2　2-コンパートメントモデル ………………………………… 43
         a．静脈内投与 ……………………………………………… 43
         b．インフュージョン ……………………………………… 48
         c．経口投与 ………………………………………………… 52

5章　生理学的モデルとモーメント解析 …………………………… 57
    1　生理学的モデル ……………………………………………… 57
         a．タンパク結合 …………………………………………… 57
         b．固有クリアランス律速と血流律速 …………………… 59
         c．組織への分布 …………………………………………… 65
         d．経口クリアランス ……………………………………… 67
    2　モーメント解析 ……………………………………………… 68
         a．モーメント解析とは …………………………………… 68
         b．パラメータの算出方法 ………………………………… 69

6章　薬物間相互作用 …… 73
1　酵素阻害 …… 73
2　酵素誘導 …… 77

7章　添付文書を読み解く …… 79
1　薬物動態パラメータを読み解く前に …… 80
2　添付文書を読み解く …… 87
　　添付文書例1　　薬物A …… 87
　　添付文書例2　　薬物B …… 93
　　添付文書例3　　薬物C …… 96
　　添付文書例4　　薬物D …… 99
　　添付文書例5　　薬物E …… 102
　　添付文書例6　　薬物F …… 105

補　講 …… 109
　補講　ラプラス変換 …… 109

参考図書 …… 114
式　一　覧 …… 115
索　　引 …… 121
著者紹介 …… 124

主な略語表

略号	日本語	単位	単位の例
AUC	血(漿)中濃度-時間曲線下面積	量・時間/体積	ng·h/mL
$AUMC$	モーメント曲線下面積	量・時間^2/体積	ng·h^2/mL
C_{max}	最高血漿中濃度	量/体積	ng/mL
C_{ss}	定常状態血(漿)中濃度	量/体積	ng/mL
CL_h	肝クリアランス	体積/時間	mL/h
CL_{int}	固有クリアランス	体積/時間	mL/h
CL_r	腎クリアランス	体積/時間	mL/h
CL_{tot}	全身クリアランス	体積/時間	mL/h
CV	変動係数	パーセント	%
E_h	肝抽出率		
F_a	吸収率		
f_b	血中非結合型分率		
F_g	小腸アベイラビリティ		
F_h	肝アベイラビリティ		
f_p	血漿中非結合型分率		
GFR	糸球体ろ過速度	体積/時間	mL/h
k_{12}	コンパートメント1から2への移行速度定数	時間$^{-1}$	h^{-1}
k_{21}	コンパートメント2から1への移行速度定数	時間$^{-1}$	h^{-1}
k_a	吸収速度定数	時間$^{-1}$	h^{-1}
k_{el}	消失速度定数	時間$^{-1}$	h^{-1}
K_i	阻害定数	量/体積	ng/mL
K_m	ミカエリス定数	量/体積	ng/mL
K_p	組織対血中濃度比		
MRT	平均滞留時間	時間	h
Q	血流速度	体積/時間	mL/h
R_b	血液対血漿中濃度比		
SD	標準偏差		
SE	標準誤差		
$t_{1/2}$	半減期	時間	h
T_{max}	最高血漿中濃度到達時間	時間	h
V_1	コンパートメント1の分布容積	容積	mL
V_d	分布容積	容積	mL
$V_{d\beta}$	β相における分布容積	容積	mL
V_z	最終相における分布容積	容積	mL
V_{max}	最大速度	量/時間	ng/h
V_{ss} (or V_{dss})	定常状態分布容積	容積	mL
τ	投与間隔	時間	h

1章 なぜ薬物動態がわかりにくいか

1 薬物動態とは

　さて，皆さん，薬物動態について考えてみましょう．図 1-1 に，ある薬物を 150 mg 投与した時の血漿中濃度推移を示しました．この薬は 1000 ng/mL 以上で効果を示し，3000 ng/mL 以上で毒性が発現するとします．この薬は投与後，薬効を示すでしょうか？　毒性を示すでしょうか？　投与何時間後に効き始めるでしょうか？　何時間効くでしょうか？　図をみてもらうとわかりますが，大体 15 分後に効き始め，1 時間後に最高濃度になり，6 時間後まで効きます．この薬の薬物動態パラメータを表 1-1 に示しました．この表のパラメータをみてください．このパラメータから何時間後に最高濃度になるかがわかり，それから何時間でなくなっていくかがわかります．薬物動態パラメータをみれば，図をみたのと同じようにわかります．有効濃度に達しなければどれくらい増量すればよいかわかります．薬物動態がわかれば，投与量や投与タイミングを設計し，より有効に安全に薬を使用することができます．これが，薬物動態が重要な理由です．

　では，この薬の吸収はよいのでしょうか？　クリアランスはいくつでしょうか？　分布しやすい薬でしょうか？　薬物間相互作用を受けやすい薬でしょうか？　これらのことは，その薬の特徴を表しているのですが，表 1-1 の薬物動態パラメータは，直接これらを表していないのです．この薬物動態パラメータの表は薬物動態を理解するように作られていない

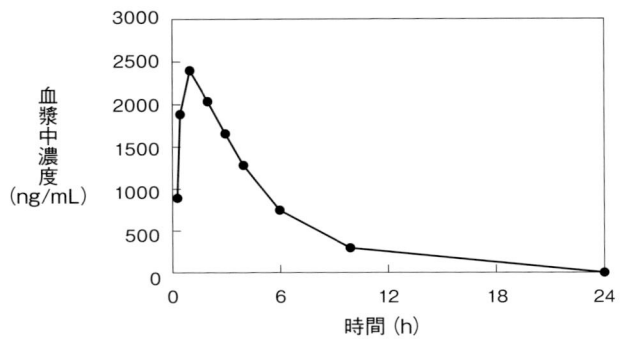

図1-1 薬物Aを150mg健康成人に経口投与した時の血漿中濃度推移

表1-1 薬物Aを150mg健康成人に経口投与した時の薬物動態パラメータ

T_{max}	C_{max}	AUC	$t_{1/2}$
h	ng/mL	ng・h/mL	h
1±0.3	2400±282	12365±510	3.15±0.3

Mean±*SE*（n=5）

ことになります．これらの薬物動態パラメータは，薬効や毒性を評価したり，予測したりするために表にまとめられているのです．筆者は薬物動態学者で，実際に投薬することはありません．筆者は，薬を開発する身として，吸収がよいもの，相互作用のないもの，バイオアベイラビリティが高いものを世の中に出したいのです．薬の薬物動態特性を知りたい立場にいるのです．製剤の研究をしている人はどうでしょうか．製剤の研究をしている人は，製剤が身体の中でどれくらいの時間で溶けるのか，溶け方に個体差はないのか，吸収は良好かということを知りたがります．この情報は**表1-1**からわかるでしょうか？　それもすぐにはわかりません．

　薬物動態パラメータは，立場が異なれば使い方も異なります．それが，薬物動態を難しくしている原因の1つかもしれません．

本書では最終的に表 1-1 のような情報からでも，自分が必要とする情報を読み取る方法を理解してもらいますが，それには薬物動態解析をもっと理解してもらう必要があります．

2 立場が違えば，必要な情報も違う

立場が違えば，必要な情報も違うことを先に書きましたが，実は解析法も異なるのです．解析法には，コンパートメントモデル解析，生理学的モデル解析，モデル非依存解析（主にモーメント解析）があります．医薬品の開発段階と研究者ごとにどのように違うかをみていきましょう．

a 非臨床

1）メディシナルケミスト

製薬会社で薬を合成している人たちです．この人たちの仕事は大変です．ターゲットに作用し，毒性が少なく，薬物動態が良好な薬の候補品を合成しなければなりません．薬物動態が良好というのは，水によく溶け，消化管吸収がよく，代謝されにくく，薬物間相互作用がないということです．これらは，最初は，$in\ vivo$（動物）試験ではなく，$in\ vitro$（試験管内）試験で確認し，よいものを選びます．良好でなければ，新たなものを合成します．よい候補品があれば，$in\ vivo$ 試験で確認します．ここで，動物での薬物動態パラメータを得ます．注目するパラメータは，バイオアベイラビリティ（F）と半減期（$t_{1/2}$）です．薬物動態を理解している人は，全身クリアランスまで考慮していますが，筆者としては肝固有クリアランスまでみてほしいと思います．それは肝固有クリアランスが $in\ vitro$ 代謝試験の結果と対応がとれるからです．メディシナルケミストが薬物動態解析を自分ですることは，まずありません．薬物動態研究者が得たデータをみます．バイオアベイラビリティと半減期は，モーメント解析，肝固有クリアランスは生理学的モデル解析を使います．

2）薬理研究者

　合成されてきた化合物に効果があるか，*in vitro* 試験で確認します．*In vitro* 試験で良好な効果を示した化合物が，実際に動物で効くかどうか調べます．動物での血漿中濃度推移を調べて，最高血漿中濃度（$C_{\max}$），最高血漿中濃度到達時間（$T_{\max}$），血漿中濃度−時間曲線下面積（AUC），半減期（$t_{1/2}$）をみて，効果と比較します．これくらいの濃度のとき，これくらいの AUC のときに，これくらいの効果があったというようにデータをみます．AUC が小さいから効果がなかった．AUC はバイオアベイラビリティが悪かったから小さいのだなどと考察をします．こういう考察をする際に薬物動態の知識が必要です．薬理研究者も薬物動態解析を自分ですることはありません．薬理研究者がみるパラメータもモーメント解析の際に得られます．

3）安全性研究者

　薬理研究者が効果をみるように，安全性研究者は毒性をみます．薬理研究者と同様に薬物動態パラメータをみて考察します．毒性をみる際の薬物動態評価をトキシコキネティクス（toxicokinetics）と呼びます．毒性試験は高い投与量で実施しますので，溶けなくて吸収されず，投与量をあげても AUC がそれに応じて大きくならないことがあります．そうすると毒性も出ない可能性があります．よく溶ける結晶や投与溶媒で毒性が急に出るようになるのは，急激に血漿中濃度が上がるためです．毒性評価は，薬物動態と一緒に考察する必要があります．

4）製剤研究者

　製剤研究者は，製剤の溶解性，吸収性の評価をします．*In vitro* の溶出試験で溶解性の評価をしますが，生体内で本当に溶けているかの評価を動物で行います．臨床に入った場合は当然，ヒトで行います．製剤ではバイオアベイラビリティが重要です．通常，バイオアベイラビリティ

は量を議論するのですが，もう1つ速度のバイオアベイラビリティがあり，こちらも評価の対象になります．どれだけ溶けるかだけでなく，どれくらいの時間で溶けるかの評価もするのです．その評価にモーメント解析法とデコンボリューション法が使われます．製薬企業にもよると思いますが，動物試験と解析，ともに製剤研究者が行います．薬物速度論は，生物薬剤学の本に載っていますが，最近，薬物動態学は独立した分野になってきており，薬物動態学の本にも記載されています．

5）薬物動態研究者

薬物動態研究を行う人たちです．新規に合成されてきた化合物の薬物動態特性を *in vitro* および *in vivo* の薬物動態試験で評価します．ここまで述べてきたように他の研究者に薬物動態試験の結果をフィードバックします．薬物動態研究者は，この化合物の吸収速度定数，消失速度定数，分布容積などすべての薬物動態特性を評価します．かなり多くのパラメータがあり，解析モデルによりパラメータも違います．他の研究者は，薬物動態特性の一部を知りたいだけです．薬物動態解析と予測は，薬物動態研究者が行います．動物試験の解析はモーメント解析が主です．薬効試験と毒性試験の際に，反復（繰り返し）投与のときの血漿中濃度推移を予測したいときに，コンパートメントモデルを用います．モーメント解析だけしかしていないときは，新たにコンパートメントモデル解析をやり直します．

b 臨　床

1）臨床薬理研究者

新規化合物のヒトにおける薬物動態研究を行います．はじめてヒトに投与する試験を第1相（Phase I）試験といいます．健康成人に投与され，ヒトにおける薬物動態と安全性を評価します．単回投与試験から始まり反復投与試験が行われます．反復投与試験の前に血漿中濃度推移のシミ

ュレーションが行われますので，単回投与試験の結果はモーメント解析とコンパートメントモデル解析が行われます．最近は1人ひとりのコンパートメントモデルによる解析だけでなく，さらに，母集団解析（ポピュレーションキネティクス解析）が行われているようです．特殊集団（高齢者や腎障害，肝障害患者など）における薬物動態の評価や薬物間相互作用の評価も行います．患者に投与する際に注意すべきことを評価するためです．モーメント解析，母集団解析が利用されます．

2）医 師

薬の有効性・毒性的な見地で薬物動態パラメータをみます．はじめに書きましたように，どれくらいで有効濃度に達するか，どれくらい持続するか，毒性濃度との乖離はどの程度あるかをみます．

3）病院・薬局薬剤師

薬として使用されるようになると，薬剤師が，その薬の添付文書やインタビューフォームの記述を読み，安全で有効な投与法を医師にアドバイスしたり，患者に指導したりします．複数の薬が処方されている場合は，薬物間相互作用のチェックも行います．薬効と毒性の領域が狭い薬は血漿中濃度を実際に測って投与量を調整します．これをTDM（therapeutic drug monitoring）といいます．投与前の一番低くなっているところの濃度（トラフといいます）を測定し，その濃度を指標に増減します．ベイジアン推定により設計することもあります．

それぞれの立場により，薬物動態情報の必要性について理解していただけたでしょうか．立場が違えば違う情報が必要で，その分野の知識が必要なのですが，教科書は比較的一律の内容になっています．自分が知りたい情報は何かを理解していないと，読んでいてもわからないことになります．多くの教科書はコンパートメントモデルがメインで書かれていると思いますが，医薬品開発にコンパートメントモデル解析を使う機

会はそれほど多くはないのです．ほとんどモデルを使わない解析（モーメント解析）です．添付文書やインタビューフォームの薬物動態パラメータもモーメント法の方が多いのではないでしょうか．では，なぜコンパートメントモデルがメインで書かれているのでしょうか．それは，投与設計に有用だからです．病院・薬局薬剤師を対象に書かれています．

　添付文書やインタビューフォームの薬物動態パラメータは，効果がいつ頃出始めて，何時間後になくなるかを把握するために使えるという話をしました．これは医者，薬剤師，患者のいずれにとっても重要です．しかし，これらのパラメータはモーメント法で求められており，コンパートメントモデルで予測するためにはコンパートメントモデルへの変換が必要です．この変換法（読み換え）をしなければならない，こういう点も薬物動態を難しくしています．

　重要なのは，立場が異なれば，必要な薬物動態パラメータも異なるということです．

3　評価と予測

　他にも難しくしている要因があるようです．薬物動態は評価と予測という2つの面を持っています．他の分野の人に，この評価（薬物動態特性の理解）と予測の面があるという話をした際，その違いがよくわからないといわれたことがあります．どうもこの2つを混同している人が多いようです．この点について解説していきましょう．わかっている人にとっては当たり前のことなのですが，誤解されていることが多いのも事実です．

　簡単な例で示します．図 1-2 に，$0.1\,\mathrm{mg/kg}$ 静脈内投与後の血漿中濃度推移を示しました．このデータを解析してパラメータを求めて解釈することを評価といいます．1-コンパートメントモデルで得られたパラメータは分布容積 $2\,\mathrm{L/kg}$，消失速度定数 $0.3\,\mathrm{h}^{-1}$ です．このパラメータを使って持続投与したときの血漿中濃度推移がどうなるかを予測したも

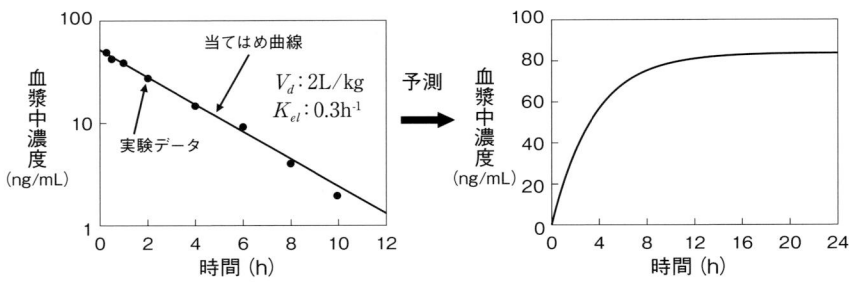

図1-2 当てはめ（評価）とシミュレーション（予測）

のが**図1-2**（右図）です．これが予測です．では，静脈内投与を予測した場合はどうなるでしょうか．これはデータを最適に表したときに得られた当てはめ曲線になります．これも予測というので話がややこしいのです．静脈内投与で得られたパラメータを用いた持続投与のときの血漿中濃度推移の予測は，よく当たります．しかし動物試験や *in vitro* 試験の結果からヒトの血漿中濃度推移を予測した結果は当たったり当たらなかったりします．当たらないと思っている人も結構いるのです．人によっては，シミュレーションは当たらないといいます．話を戻しますが，実験結果を当てはめた結果であるにもかかわらず，「シミュレーションでは…」という人がいるのです．シミュレーションは予測なので当たる，外れるはあることですが，解析結果はその試験での結果なので変わりようがないのです．この評価と予測がよく混同されます．そうすると「よくわからない」となるのは当然のことでしょう．

　評価と予測についてもう少し説明します．天気予報で考えてみましょう．今，晴れています．「現在，前線がここにあり，気圧配置がこうなので，明日はこうなるであろうから，明日は雨でしょう」．「現在，前線がここにあり，気圧配置がこうなので，」が評価で，「明日はこうなるであろうから，明日は雨でしょう」が予測です．評価はデータの解釈・理解，それに基づいた未来の予測ということです．わかっていただけたでしょうか．

4 解析法と予測

　薬物動態解析に評価と予測があることをわかっていただけたかと思います．薬物動態の解析法が，コンパートメントモデル解析，生理学的モデル解析，モーメント解析と複数あることも薬物動態解析を難しくしている原因であることを少し説明しました．ここでもう一度説明します．評価と予測という面でみていくと，コンパートメントモデルは評価に向いていないのです．1-コンパートメントモデルはまだよいのですが，2-コンパートメントモデルで k_{12} といっても何を意味しているかわかりません．1-と2-コンパートメントモデルのどちらで解析すればよいのか，その選択により結果の解釈も変わってきます．それに対し，モーメント解析はどんなデータでもパラメータを求めることができます．評価向けなのです．しかし，予測はできません．評価と予測に対して，それぞれの解析法の特性についてまとめてみました．

・評　価
　解析の容易さ
　　モーメント解析＞＞コンパートメントモデル＞生理学的モデル
　解析結果の重要度
　　生理学的モデル＞＞モーメント解析＝コンパートメントモデル

・予　測
　予測の容易さ
　　コンパートメントモデル＞生理学的モデル
　予測の重要度
　　生理学的モデル＞コンパートメントモデル

　動物試験や臨床試験で血漿中濃度推移から**表1-1**（p. 2）のような薬物動態パラメータを求めます．最近は，ほとんどモーメント解析を用い

ます．どんなデータに対しても評価可能だからだと思います．先に記載しましたように，ほとんどの人は薬効・毒性との関連づけのために使うため，これでよいのです．しかし，薬物動態のもう1つの重要な点は，薬物動態特性を理解することです．この薬は吸収がよいのか悪いのか，相互作用を起こしやすいのか起こしにくいのか，腎障害があった場合，どういった変化をする可能性があるのか，など色々と身体側が変化したときどういった変化をするかを理解し，予測するには生理学的モデルの理解が重要なのです．腎クリアランスが低下した場合，コンパートメントモデルでも予測していると思われているでしょう．これはクリアランス理論で結びつけられているからです．すべての解析で共通に使われるパラメータとしてクリアランスがあります．クリアランス概念は理解しにくいとよくいわれます．このクリアランス概念は重要ですので，本書でも3章で説明しますが，理解しにくい人は，他の成書[1〜5]で，勉強してください．

　立場が異なれば必要な情報が異なるのと同様に，使う解析法も異なることもわかっていただけたでしょうか．筆者のように非臨床の薬物動態研究者は，動物実験の結果の解析に，主にモーメント解析を使います．動物での反復投与時の予測をするとき，または非線形解析やPK/PD（Pharmacokinetics/Pharmacodynamics）解析のような高度な解析をするとき以外，コンパートメントモデルは使いません．一般の薬剤師は，モーメント解析をしないでしょう．投与設計にはコンパートメントモデルを使います．生理学的モデルは，すべての薬物動態情報を利用する人に理解していただきたい知識ですが，一番理解されていない分野かと思います．それについては5章で述べたいと思います．

5 まとめ

　ここまで，なぜ薬物動態がわかりにくいのかを説明してきました．余計混乱させてしまいましたか？　もし混乱したなら，それが薬物動態を難しくさせている原因です．立場により知りたい情報，使い方が違う，解析法が複数あるなど複雑なマトリックスを形成しています．数式があるから難しいという人もいます．数学が苦手な人が多いので，それも1つの原因ですが，それだけが原因ではありません．上述したように大部分の人は，薬効・毒性の見地からみています．それは薬物動態試験を行う理由であり，きわめて重要なことです．薬物の動態の変化は薬効・毒性に影響します．薬物動態特性を知るということは，薬効・毒性を知るということにつながります．この部分の重要性が認識されているため，重要であることはわかっているけどよくわからないという人が多くいるのだと思います．薬物動態特性を知るような視点で薬物動態パラメータが示されておらず，解説もされていないためでしょう．7章では，現在，添付文書などに書かれている薬物動態パラメータから薬物の動態特性を読み解く方法を解説しています．

2章 統計と最小二乗法

　最初に統計の話があるのを不思議に思うかもしれませんが，統計的な考えを理解していないと，データを読み誤る可能性があります．特に個体差を理解するために重要です．また，薬物動態の考え方の中に，統計的な部分がかなり含まれています．薬物動態を勉強する際，ある程度の統計的な知識が必要ですので，すでに知っている人も確認の意味で読んでいただきたいと思います．もう少し勉強したい人は，成書[6,7]を参考にしてください．

1 基本統計－個体差の理解のために

a 平均と標準偏差

　まず最初に，平均と標準偏差の話からします．個体差を把握するための第一歩と考えてください．通常，薬物動態パラメータは，平均（mean or average）±標準偏差（standard deviation；SD）で表されています．皆さんは，SDが大きいとデータがばらついていると読み取っていると思います．そうです．SDが大きいとデータはばらついているのです．データがばらついているということは，個体差が大きいということです．例を用いて，みてみましょう．2つの薬における3人の最高血漿中濃度のデータとします．

薬物A　8，10，12
薬物B　6，10，14

　どちらの薬も平均は10です．薬物Bのばらつきの方が大きいことは一目瞭然です．では，標準偏差はいくつかわかりますか？
　平均は暗算で計算できたけど，標準偏差は？　という人がほとんどでしょう．でも，この程度の数字であれば暗算も可能です．
　では，薬物Aで計算してみましょう．

$$SS = (8-10)^2 + (10-10)^2 + (10-12)^2 = (-2)^2 + 0^2 + 2^2 = 4+0+4 = 8 \tag{2-1}$$

$$\hat{\sigma}^2 = \frac{SS}{n-1} = \frac{8}{3-1} = 4 \tag{2-2}$$

$$SD = \hat{\sigma} = 2 \tag{2-3}$$

　SS は sum of residual squares といって残差平方和の略で使っています．残差というのは平均とデータの差です．最初の項の（$8-10$）です．8から平均の10を引いたもののことです．これを二乗しているので，これを残差平方といい，これらをすべて足した和なので，残差平方和と呼びます．σ（シグマと呼びます）は標準偏差を表し，その二乗は分散と呼びます．σ に＾が付いていますが，これはデータ（標本）から計算した数字であることを示し，ハットと呼びます．ハットが付いていないものは母集団のパラメータです．n はデータの数です．残差平方の平均が分散なのですが，データから求めているので，n から1を引いて，残差平方和を $n-1$ で割ります（この $n-1$ は，自由度と呼びます）．母集団の平均は μ，標本の平均にはハットが付きます．文章で書くとわかりにくいですね．この辺りが統計のわからなくなる箇所ではないでしょうか．
　色々説明してきましたが，簡単にいえば，SD は，残差平方の平均の平方根なのです．ということは，SD は，データの平均値からの平均的

な隔たりの大きさを表しています．大きくなれば，データがばらついていることを示しているわけです．薬物 B も求めると SD は 4 です．データをみてもわかりますが，データが多くなってくると，個別のデータをみてもわからなくなります．平均と SD はよい指標になります．もう 1 つ，変動係数（coefficient variation；CV）もよく使われるパラメータです．SD を平均値で割った値で，SD の大きさを平均値の相対値で示しています．%の単位でよく使われます．

$$CV(\%) = \frac{標準偏差}{平均} \times 100 \tag{2-4}$$

薬物 A と薬物 B の CV 値は，それぞれ 20% と 40% となります．

b　正規分布について

ここでは正規分布について話していきます．多くの測定誤差は正規分布しているといわれています．標準正規分布を**図 2-1** に示します．標準正規分布は平均 0，標準偏差 1 の分布です．

以下に正規分布の式を示しますが，覚える必要はありません．将来，利用する機会もあると思いますので，記載しておきます．

$$y = \frac{1}{\sigma\sqrt{2\pi}} e^{-\frac{1}{2\sigma^2}(x-\mu)^2} \tag{2-5}$$

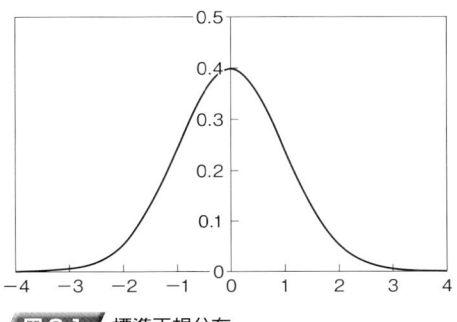

図 2-1　標準正規分布

表 2-1 乱数で発生させた値

41	56	34	33
39	35	49	43
56	47	46	71
60	53	40	55
38	46	59	56
43	49	43	46
51	52	47	61
51	50	38	49
52	50	47	60
40	43	51	34

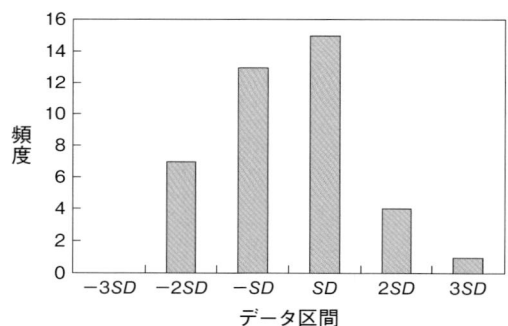

図 2-2 データのヒストグラム

と表されます．

　正規分布の場合，平均 ± SD の範囲に 68.3％，平均 ± $2SD$ の範囲に 95.5％のデータが存在しています．

　表 2-1 に乱数から発生させた 40 個のデータを作りました．平均と SD は 49.5±8.9 で，SD を CV で表すと 18％です．このデータのヒストグラムを**図 2-2** に示しました．平均に対して SD の大きさで，範囲を区切っています．本来は対称になるはずですが，40 例程度では，こんな感じです．**図 2-1** のようなきれいな対称の図にはなっていません．平

均 $\pm SD$ の範囲に 70% 存在し，平均 $\pm 2SD$ の範囲に 97.5% 存在しています．ほぼ理論どおりです．よく 95% の範囲が使われますが，それは平均 $\pm 1.96 SD$ です．95% の区間の上限と下限は，67 と 32.1 です．比をとると 2.1 です．これを最高血漿中濃度（$C_{\max}$）とすると，$C_{\max}$ が高い人と低い人では 2 倍の差があるということです．5% の人はもっと平均から離れているのです．筆者はよく個体差が大きい薬物で 10 倍とか 30 倍の個体差があるということを聞くのですが，何を表しているのかわからなくて困ります．10 人調べて，一番高い人と低い人の比なのか，100 人での比なのかで意味は全く違います．95% 信頼区間なり，90% 信頼区間なりで示した方が，厳密でわかりやすいです．この場合も SD の信頼性もあります．例数が少ないほど信頼性が低くなります．90% 信頼区間は，10 人中 9 人が入る区間です．90% 信頼区間は平均 $\pm 1.64 SD$ です（これはデータの信頼区間で，平均値の区間も別にあるので注意してください．後半の SD と SE の話でこの違いを説明します）．

これは Excel で以下のように計算できます．

　　　= NORMSINV（0.95）

片側で計算しているので，0.95 を入れています．反対側にも 5% あるので，両側で 90% となるところを考えます．95% の場合は 0.975 を入力します．

90% 信頼区間は 34.9〜64.1 で，比は 1.8 です．CV 値が 18% の場合，平均の 30% 以内（1.64*18 = 29.5%）に 9 割の人がいるということです．

ここまではいいのですが，実は問題があるのです．これまで，データが正規分布するということで話していましたが，そうでない場合もあるのです．例えば，100 $\pm$ 105 というような平均と SD がほとんど同じというケースです．平均から 1 SD 離れただけで，負の数字になってしまいます．測定値で負の数字があるはずがありません．データが正規分布していないのです．もし，CV 値が 30% を超えたら気をつけてください．なぜ 30% かは次の幾何平均の項で説明します．

C 幾何平均

　これまで述べてきた平均は算術平均といわれるものです．もう1つ，幾何平均（geometric mean）があります．計算法は

$$\text{幾何平均} = (X_1 \times X_2 \times X_3 \times \cdots \times X_n)^{\frac{1}{n}} \tag{2-6}$$

です．この式なのですがわかりづらいですよね．両辺を対数変換しますと，以下の式になります．

$$\log(\text{幾何平均}) = \log(X_1 \times X_2 \times X_3 \times \cdots \times X_n)^{\frac{1}{n}}$$

$$= \frac{1}{n}(\log X_1 + \log X_2 + \log X_3 + \cdots + \log X_n) \tag{2-7}$$

　どうでしょう．わかりやすくなっていませんか？　幾何平均はデータを対数変換して，その平均を求めて，その平均をもとの対数でない数字に変換しなおしたものなのです．

　こういう分布を対数正規分布と呼びます．データを対数変換すると，正規分布を示す場合は，対数変換して平均と SD を求めます．薬物動態パラメータは，対数正規分布するといわれています．生物学的同等性試験では標準製剤と新製剤の $C_{\max}$，AUC の比の90％信頼区間を，データを対数変換して求めることになっています[8,9]．これらのパラメータは対数正規分布することが前提に扱われているわけです．パラメータは対数正規分布するのに，幾何平均ではなく，算術平均が使われることがほとんどです．これはおそらく，算術平均のほうが一般的によく使われており，馴染みがあることと，ばらつきが小さい場合，正規分布と対数正規分布の区別がつかないことによると思います．

　では，正規分布と対数正規分布の違いについてみていきましょう．平均が1，SD の大きさを 0.1，0.2，0.3，0.5，1 という条件で計算してみました．**図2-3**をみてください．SD が 0.3 のとき，$3SD$ のところは 0.1 です．マイナスになる確率が低いことがわかると思います．SD が

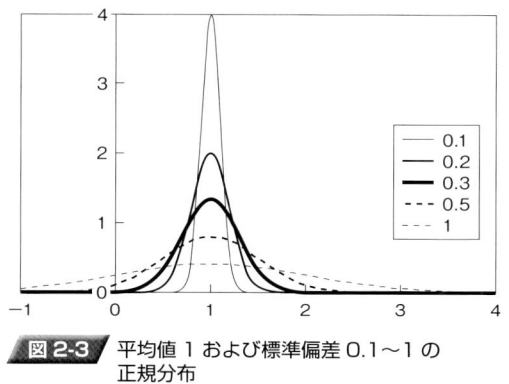

図 2-3 平均値 1 および標準偏差 0.1〜1 の正規分布

0.5 ではマイナスが出てしまいます．さらに SD が 1 すなわち CV 値 100％というのは，マイナスがない実験データで，正規分布ではありえないことがわかるかと思います．では，対数正規分布を示す分布はどんな形になるのでしょうか．図 2-4 に平均 1，標準偏差 1 になるような対数正規分布を示すデータを乱数により作ってみました．図からわかるように左右対称ではありません．右に尾を引くような形です．このデータを対数変換すると左右対称になります．対数正規分布を示すデータを算術平均で求めると，中央値（メジアン）よりも大きくなります．幾何平均と中央値は一致します．正規分布では算術平均値と中央値は一致します．算術平均または幾何平均と中央値を比較すると正規分布か対数正規分布かわかるわけですが，CV 値で大体わかります．対数正規分布を示すデータを算術平均と幾何平均で求めた場合のその比をとります．算術平均で求めた場合の CV 値の大きさとこの比の関係を図 2-5 に示しました．ばらつきが小さい場合，正規分布と対数正規分布の区別がつきません．CV 値が 30％の場合で，算術平均は，1.04 倍過大評価される程度です．CV 値が 30％以下の場合は正規分布とみなしてもよいでしょう．それ以上では算術平均は中央値よりも大きくなっていると考えたほうがよいでしょう．平均値が過大評価されるとなぜいけないのかというと，平均は最も確率が高い部分で，左右対称と皆さんはみています．それが

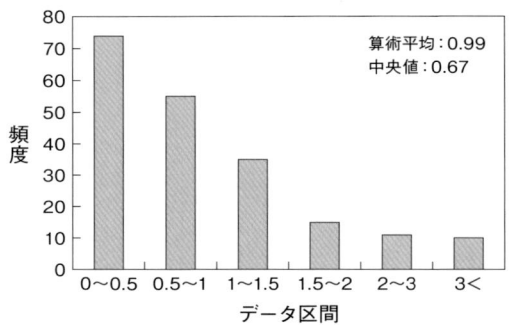

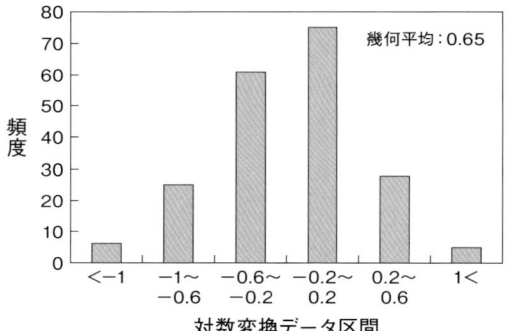

図2-4 対数正規分布を示す平均値1，標準偏差1のデータのヒストグラム

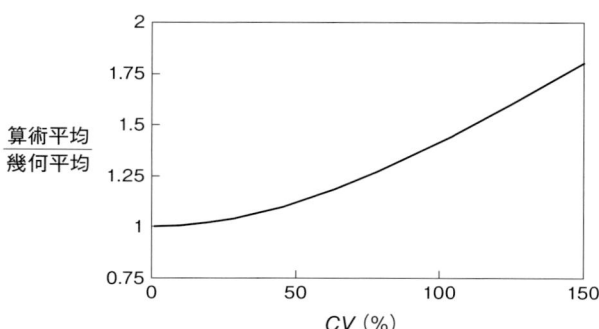

図2-5 ばらつき（CV値）の大きさによる算術平均の過大評価の程度

違ってくるのです．バイオアベイラビリティが30±33%としましょう．この場合 CV 値は110%なので，算術平均は1.5倍過大評価されていることになります．幾何平均では，20%ということになります．これは注意する必要があります．

幾何平均から算術平均に変換する式を示します．μ と σ は自然対数変換して求めた際の平均と SD です（μ は，幾何平均ではありません．幾何平均は e^μ です）．

$$\text{算術平均} = e^{\mu + \frac{\sigma^2}{2}} \tag{2-8}$$

$$\text{標準偏差} = \sqrt{\left(e^{\sigma^2} - 1\right) \cdot e^{2\cdot\mu + \sigma^2}} \tag{2-9}$$

$$CV = \frac{SD}{mean} = \sqrt{\left(e^{\sigma^2} - 1\right)} \tag{2-10}$$

d 個体差の見方

では，個体差の見方について考えていきましょう．

対数正規分布すると仮定し，算術平均で求めた CV での90%と95%信頼区間の上限と幾何平均の比を図 2-6 と表 2-2 に示します．見方ですが，CV 値40%では90%信頼限界の上限と幾何平均の比が1.62です．上側が幾何平均の1.88倍なので，下限は1/1.88倍です．前後1.88倍の範囲（上限と下限の比は，3.55）に10人中9人がいるということです．先ほどのバイオアベイラビリティが30±33%という例で考えてみましょう（表にないので，グラフから読み取ってください）．CV 値は110%なので，算術平均は1.5倍過大評価されていることになるので，幾何平均は，20%です．90%信頼限界の上限は幾何平均の4.23倍です．上限は 20%×4.23 = 84.6%，下限は 20%×1/4.23 = 4.72%です．10人中9人が4.72〜84.6%の範囲にいるということになります．こんな個体差がある薬は使いにくいと思いませんか？　多くの薬の AUC の CV 値は

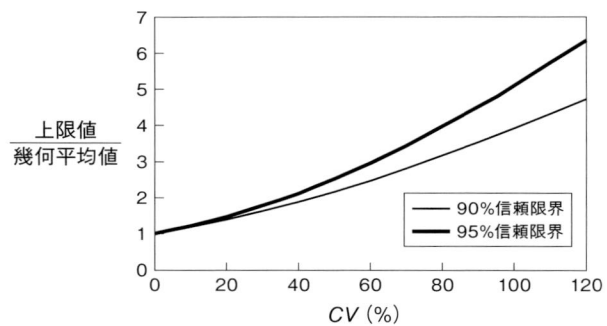

図2-6 ばらつき（CV値）からの個体差の評価

表2-2 ばらつき（CV値）からの個体差の評価

CV (%)	90%信頼限界／幾何平均	95%信頼限界／幾何平均	90%信頼限界 上限／下限	95%信頼限界 上限／下限
0	1.00	1.00	1.00	1.00
20	1.39	1.47	1.92	2.17
30	1.62	1.78	2.63	3.16
40	1.88	2.13	3.55	4.53
50	2.17	2.52	4.73	6.37
60	2.49	2.96	6.20	8.79
80	3.18	3.97	10.1	15.8
100	3.93	5.11	15.5	26.1
150	5.96	8.40	35.6	70.5
200	8.06	12.0	64.9	144

20～40%の範囲のようです．この個体差の見方は7章でもみていきます．また，遺伝子多型がある場合は注意する必要がありますので，これも7章で説明します．

e 標準偏差（SD）と標準誤差（SE）

　色々な資料をみていると，標準偏差（SD）と標準誤差（SE）の違いを理解して，使っているのかなと疑問をもつ資料もあります．そこで少しSDとSEの使い分けについて説明します．すでにご存知の人は読みとばしてもらって結構です．SDはデータのばらつきを表し，SEは平均値のばらつきを表しています．平均値のばらつきといってもわからないでしょうから，考え方を示します．**表2-1**（p. 16）のデータをもう一度使います．**表2-3**をみてください．表の縦と横で$n=4$と$n=10$で平均値と標準偏差を求めています．縦は10例の平均値は，47〜52.6の範囲です．横では42.3〜57.3の範囲です．4例のほうが当然ばらついています．この平均値のばらつきが標準誤差なのです．例数が多ければ，平均値の信頼性が増し，ばらつかなくなります．データのばらつきを示し

表 2-3 標準偏差と標準誤差の理解

					平均値	標準偏差	平均値	標準偏差
	42	58	35	34	42.3	11.1	49.5	5.6
	40	36	51	44	42.8	6.4		
	58	49	48	74	57.3	12.0		
	62	55	41	57	53.8	9.0		
	39	48	61	58	51.5	10.0		
	44	51	44	48	46.8	3.4		
	53	54	49	63	54.8	5.9		
	53	52	39	51	48.8	6.6		
	54	52	49	62	54.3	5.6		
	41	44	53	35	43.3	7.5		
平均値	48.6	49.9	47.0	52.6				
標準偏差	8.3	6.2	7.5	12.7				
平均値	49.5							
標準偏差	2.4							

たいときは SD を，平均値のばらつきを示したいときは SE を使うということです．有意差検定は，2つの群で平均値が同じか違うかを議論するため，SE を使います．ばらつきが小さいから SE を示す人がいますが，使い方が間違っています．SD は例数が増えても変化しません．例数が増えると精度が増すので安定化してきます．SE は例数が増えてくると小さくなっていきます．信頼区間は例数によりますので，必ず例数を示さなければなりません．$n=3～6$ のような示し方は正しい示し方とはいえません．統計解析の知識も重要ですので，成書[8,9)]で勉強してください．

2 最小二乗法

a 線形最小二乗法

　最小二乗法について説明します．定量や解析を行う人は，ぜひ，目を通してください．それ以外の人は基礎知識として読んでいただければと思います．当てはめ計算をしてパラメータを求めるときに使います．最小二乗法は当てはめる式とデータの差の二乗が一番小さくなるようにパラメータを最適化させます．考え方は平均値の求め方と同じです．簡単な例で考えましょう．表 2-4 のデータが得られたとします．このデータは以下の式に当てはまるとします．

$$y = a \cdot x + b \tag{2-11}$$

表2-4 検量線データ例

x	y
0	0.7
1	3.3
2	5.5
3	6.3
4	9.1

$x=0$ では，b なので残差は $(b-0.7)$ で，残差平方は $(b-0.7)^2$ です．
$x=1$, 2, 3, 4 で，それぞれ残差平方を求めます．それらをすべて足します．

$$\text{残差平方和} = (b-0.7)^2 + (a+b-3.3)^2 + (2a+b-5.5)^2 \\ + (3a+b-6.3)^2 + (4a+b-9.1)^2 \quad (2\text{-}12)$$

この残差平方和が一番小さくなるような a と b を求めればよいわけです．一番小さいところというのは a と b で偏微分したときに 0 となる a と b を求めます．

$$SS = \sum_{i=1}^{n}(a \cdot x_i + b - y_i)^2 = \sum_{i=1}^{n}(a^2 \cdot x_i^2 + 2 \cdot a \cdot b \cdot x_i \\ - 2 \cdot a \cdot x_i \cdot y_i - 2 \cdot b \cdot y_i + b^2 + y_i^2) \quad (2\text{-}13)$$

$$\frac{\partial SS}{\partial b} = 2 \cdot a \cdot \sum_{i=1}^{n} x_i^2 + 2 \cdot b \cdot \sum_{i=1}^{n} x_i - 2 \cdot \sum_{i=1}^{n} x_i \cdot y_i = 0 \quad (2\text{-}14)$$

$$\frac{\partial SS}{\partial b} = 2 \cdot a \cdot \sum_{i=1}^{n} x_i - 2 \cdot \sum_{i=1}^{n} y_i + 2 \cdot b = 0 \quad (2\text{-}15)$$

この式を解けばよいわけです．

データと当てはめた式を**図 2-7** に示します．いわゆる回帰式です．

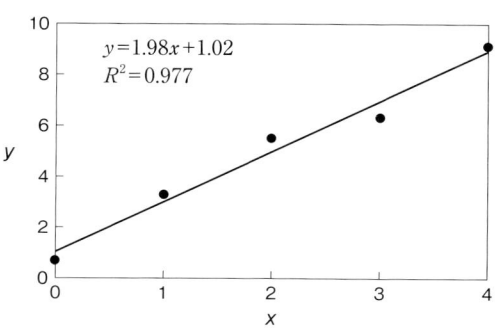

図 2-7 重み付け計算された検量線（表 2-4 データより）

2 章 統計と最小二乗法

この解析は検量線としてよく使われます．検量線には重み付け検量線が使われることもあります．これも考え方は同じです．

$$SS = \sum_{i=1}^{n} \omega \cdot (a \cdot x_i + b - y_i)^2 \tag{2-16}$$

ω が重みです．これを同様に解けばよいわけです．a と b は以下のようになります．ω が1の場合が重みなしです．

$$a = \frac{\left(\sum_{i=1}^{n} \omega_i\right) \cdot \left(\sum_{i=1}^{n} \omega_i \cdot x_i \cdot y_i\right) - \left(\sum_{i=1}^{n} \omega_i \cdot x_i\right) \cdot \left(\sum_{i=1}^{n} \omega_i \cdot y_i\right)}{\left(\sum_{i=1}^{n} \omega_i\right) \cdot \left(\sum_{i=1}^{n} \omega_i \cdot x_i^2\right) - \left(\sum_{i=1}^{n} \omega_i \cdot x_i\right)^2} \tag{2-17}$$

$$b = \frac{\left(\sum_{i=1}^{n} \omega_i \cdot x_i^2\right) \cdot \left(\sum_{i=1}^{n} \omega_i \cdot y_i\right) - \left(\sum_{i=1}^{n} \omega_i \cdot x_i\right) \cdot \left(\sum_{i=1}^{n} x_i \cdot y_i\right)}{\left(\sum_{i=1}^{n} \omega_i\right) \cdot \left(\sum_{i=1}^{n} \omega_i \cdot x_i^2\right) - \left(\sum_{i=1}^{n} \omega_i \cdot x_i\right)^2} \tag{2-18}$$

表 2-5 に重み $1/y$ の場合の計算例を示します．

重みの選択ですが，データの誤差から選択します．絶対誤差なら1，相対誤差なら $1/y^2$ です．誤差が平均値の大きさに関係ない場合が絶対

表 2-5 検量線の計算例（重み：$1/y$）（表 2-4 データより）

	x	y	ω	$\omega \cdot x \cdot y$	$\omega \cdot x$	$\omega \cdot y$	$\omega \cdot x^2$
	0	0.7	1.429	0	0.000	1	0.000
	1	3.3	0.303	1	0.303	1	0.303
	2	5.5	0.182	2	0.364	1	0.727
	3	6.3	0.159	3	0.476	1	1.429
	4	9.1	0.110	4	0.440	1	1.758
Σ	10	24.9	2.182	10	1.582	5	4.217

$a = 2.077 \quad b = 0.786$

誤差です．例えば，100±10（平均±SD），1000±10 という場合です．相対誤差は，言葉どおり相対ですから 100±10, 1000±100 という場合です．絶対誤差を採用というのは，測定範囲が狭い場合のみ，すべての値の誤差が均等とみなせるので，実際はなかなかありません．全体的に相対誤差であることが多いのですが，数字が小さい場合は，ノイズなど他の誤差が加わり，誤差が大きいことが多いので，現実的には，絶対誤差と相対誤差の中間の $1/y$ が使われているようです．他に重みとして $1/x$ や実測値の分散を使う場合があります．

b 非線形最小二乗法

ここは解析をやろうという人だけ読めばいいと思います．線形最小二乗法は，$y = a + b \cdot x + c \cdot x^2$ といった線形式で計算する場合に用いますが，薬物動態解析に用いる $y = A \cdot e^{-k_{el} \cdot t}$ のような非線形式を用いる場合は，非線形最小二乗法を用います．考え方は線形最小二乗法と同じです．当てはめる式とデータの差の二乗が一番小さくなるようにパラメータを最適化させます．

$$y = f(a, b, c, d, x) \tag{2-19}$$

$$SS = \sum_{i=1}^{n} \omega \cdot (f(a, b, c, d, x) - y_i)^2 \tag{2-20}$$

SS が最小になるように a, b, c, d を最適化させます．SS を最小にするということは，a, b, c, d で偏微分した値が 0 となる a, b, c, d を求めるわけで，線形最小二乗法と同じです．この偏微分をするところに問題があります．線形式のように簡単に偏微分できないのです．そこで非線形最小二乗法を用いることになります．a, b, c, d の近似値を a_0, b_0, c_0, d_0 とします．

$a = a_0 + \Delta a$; $b = b_0 + \Delta b$; $c = c_0 + \Delta c$; $d = d_0 + \Delta d$; $f(a, b, c, d, x)$
をテーラー展開の1次項までで表すと

$$f(a, b, c, d, x) = f(a_0, b_0, c_0, d_0, x) + fa \cdot \Delta a \\ + fb \cdot \Delta b + fc \cdot \Delta c + fd \cdot \Delta d \quad (2\text{-}21)$$

と表すことができます．fa, fb, fc, fd はそれぞれ，$f(a, b, c, d, x)$ の偏微分値で，独立変数ごとに異なります．この式を用い，最小二乗法で Δa や Δb を求めて，a, b, c, d を得ます．得られた a, b, c, d を新たな a_0, b_0, c_0, d_0 として最適な値になるまで繰り返すということをします．これがいわゆるガウス法です[10]．

　非線形最小二乗法では初期値という近似値が必要になります．この初期値はできるだけ真の値に近い数字でなければうまく当てはまりません．この初期値を見積もるにはやはり薬物動態解析の知識が必要になってくるのです．本書を読まれている人の多くは複雑な当てはめ計算をすることはないでしょうから，ここはあくまで参考です．

3章 クリアランス概念の理解

　クリアランスは薬物動態解析ではなくてはならない概念です．しかし，このクリアランスの理解が一番難しいともいわれます．そこで，少しクドイといわれるかもしれませんが，この章でクリアランスの説明をします．

　クリアランスの基本的な定義は速度（v）を濃度（C）で割ったものです．

$$CL = \frac{v}{C} \tag{3-1}$$

　速度というと車の速度を連想する方が多いと思いますが，薬の場合は，量に対する速度です．単位は mg/h や ng/min になります．時間当たりの変化量です．一番わかりやすいのは，静脈内持続投与，いわゆる点滴での例ではないでしょうか．「10 時間で 100 mg を一定の速度で点滴して身体に入れる」という場合を考えましょう．この場合，投与速度は 10 mg/h です．点滴開始後，薬物の血漿中濃度は上昇し，投与 4 時間後からほぼ定常状態に達します．定常状態というのは，体内に入ってくる速度と身体からなくなる速度が釣り合った状態で，血漿中濃度が一定値を示している状態です．体内に入ってくる速度と身体からなくなる速度が釣り合った状態ですので，消失速度は点滴の速度と同じ数字です．10 mg/h が消失速度となるわけです．**図 3-1** の例では定常状態血漿中濃度は 1 μg/mL なので，クリアランスは，定義から

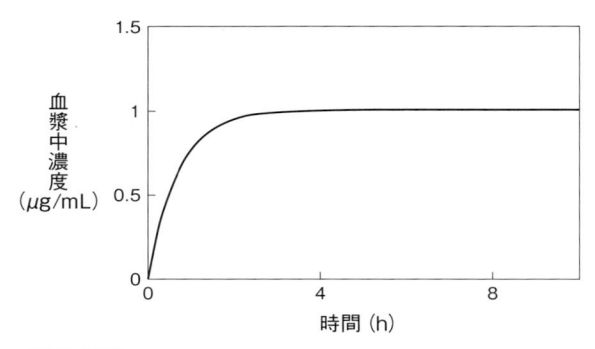

図 3-1 10 mg/h の速度で点滴した際の血漿中濃度推移

$$CL = \frac{v}{C} = \frac{10 \text{ mg/h}}{1 \text{ μg/mL}} = \frac{10000 \text{ μg/h}}{1 \text{ μg/mL}} = 10000 \text{ mL/h} \quad (3\text{-}2)$$

と計算されます．これは身体全体からの消失速度から計算しているので，いわゆる全身クリアランスです．血漿中濃度から求めているので血漿クリアランスと呼ぶこともあります．血漿クリアランスということは血液クリアランスもあります．定常状態での血液濃度が 2 μg/mL とすると血液クリアランスは 5000 mL/h（10000（μg/h）/2（μg/mL））となります．用いる濃度により数字が異なります．肝クリアランス，肝固有クリアランス，腎クリアランス，代謝クリアランス，胆汁排泄クリアランス，膜透過クリアランスもあります．通常よく使う言葉については想像できるのですが，どのように定義されているか確認する必要があります．通常の動物試験や臨床試験では，血漿中濃度で定義されていることが多いです．生理学的モデルで考える場合は，血液中濃度で定義されているはずです．はずですというのは，血漿中濃度のまま計算しているケースがあるからです．どういった定義か確認しておくことも必要でしょう．このように複数のクリアランスがあり，定義もまちまちであったりするので，難しくしているのでしょう．ですが，定義は簡単です．速度を濃度で割ったものです．

　ここでもう 1 つ覚えてほしいことがあります．速度の積分値は，量に

なることです．通常身体の中で薬物は代謝されたり，腎排泄されたりして身体から消失するので，消失速度の積分値は消失量ということになります．先ほどの点滴で考えましょう．投与速度は 10 mg/h です．2 時間点滴したら，20 mg 投与したことになります．同様に 20 mg 消失したということです．10 mg 静脈内投与したら，消失速度の積分値は 10 mg です．当然です．10 mg しか入れていないのですから，消失量は 10 mg よりも多くも少なくもありません．では，消失速度は？ というとクリアランスの定義からするとクリアランス×濃度です．クリアランス×濃度の積分値が，投与量ということになります．これを式で書くと以下の 3-3 式になります．

$$投与量 = \int_0^\infty CL \cdot C dt = CL \cdot \int_0^\infty C dt = CL \cdot AUC \qquad (3\text{-}3)$$

無限大までの積分値を取っていますが，薬物の消失が 1 次速度で消失しているので，完全になくなるまでに無限時間かかってしまうためです．ここでみていただきたいのは，AUC にクリアランスを掛けたものが消失量になることです．AUC は最もよく使用され，皆さんご存知の薬物動態パラメータです．この関係を覚えておくことが重要です．お気づきかと思いますが，ここまでの説明で，コンパートメントモデル，生理学的モデル，モーメント解析の説明はしていません．この概念に解析法は関係ないのです．ただ，速度を濃度で割るという概念です．この考えを，コンパートメントモデル，生理学的モデル，モーメント解析に導入するのです．AUC を用いるので，モーメント法が便利に使えます．では，クリアランスの使用例を示していきましょう．

1　例1　腎クリアランス

腎クリアランス（CL_r）は，全身クリアランスと同じくらいよく使われる薬物動態パラメータです．クレアチニンクリアランスが腎機能の指標として使われているので，馴染み深いと思います．簡単な例として静

表3-1 腎クリアランスの計算法

時間 (h)	血漿中濃度 (μg/mL)	累積尿中排泄量 (μg/kg)	t-1 から t の AUC (μg・h/mL)	t-1 から t の 尿中排泄量 (μg/kg)	腎クリアランス (mL/h/kg)
0	10.00				
0.167	9.71		1.65		
0.25	9.58		0.80		
0.5	9.17		2.34		
1	8.41		4.39		
2	7.07	1172	7.74		
4	5.00	2000	12.07	828	69
6	3.54	2586	8.54	586	69
8	2.50	3000	6.04	414	69
AUC_{0-8}	43.6 (μg・h/mL)				68.9
$AUC_{0-\text{inf}}$	58.0 (μg・h/mL)				

脈内投与時の血漿中濃度推移と尿中排泄の結果を示します．**表3-1**の結果が得られたとします．2〜4時間の尿中排泄量を2〜4時間のAUCで割ることで求めることができます．2〜4時間の排泄量は，この量だけ身体から腎クリアランスにより消失した量です．ですので，その時間のAUCで割ればよいわけです．4〜6時間，6〜8時間から求めても同じ値になります．

$$\text{尿中排泄量} = \int_{t-1}^{t} CL_r \cdot C dt = CL_r \cdot \int_{t-1}^{t} C dt = CL_r \cdot AUC_{t-1}^{t}$$

(3-4)

ここまでの計算で気づかれた人もいると思いますが，実は，ここまでの計算に投与量を使っていないのです．AUCと尿中排泄量のみで計算することができます．次にやってはいけない計算を示しましょう．コンパートメントモデルで考えます．投与量は10 mg/kgです．分布容積は1000 mL/kgで，半減期は4時間で半分，8時間でさらに半分になって

いるので，4時間です．血漿中濃度推移は以下の3-5式で表せます．

$$C = 10 \cdot e^{-0.173 \cdot t} \tag{3-5}$$

消失速度定数（k_{el} = ln 2/半減期）は 0.173 h^{-1} なので，全身クリアランスは $CL = V_d \cdot k_{el}$ から 173 mL/h/kg となります．8時間までの，尿中排泄率は 3000 μg/kg なので 30％排泄されたことになります．全身クリアランスに尿中排泄率を掛けて腎クリアランスを計算します．173・0.3 = 51.7 mL/h/kg が得られました．**表 3-1** の 69 mL/h/kg と違います．どこが間違っていたのでしょう．8時間までの尿中排泄率30％を使っていることが間違いなのです．無限時間までの尿中排泄率は 40％なのです．40％を使えば，腎クリアランスは，173・0.4 = 69.2 mL/h/g となり，表の値と一致します．よくやる間違いなので注意してください．コンパートメントモデルよりも，モーメント解析の方が楽に計算できることもわかっていただけたでしょうか．

2　例2　膜透過クリアランス

多くの人には馴染みがないでしょうが，創薬の初期に，Caco-2 というヒト大腸がん由来の細胞を用いて吸収性のスクリーニングを行います．この細胞を通過するクリアランスを求めて，この値から膜透過係数を求め，この値の大小から，この化合物はよく吸収されるかどうかを評価します．薬物動態の教科書には，動物やヒトの小腸での吸収率の関係が記載されていると思います．膜透過係数は P と書かれ，単位は cm/sec という単位です．Caco-2 細胞からヒトでの吸収率を予測するというわけです．実際にどういうことをしているのかが書かれていないので，ここで説明します．

実験法から説明すると，まず，フィルターで仕切られた well に細胞を培養します（**図 3-2**）．フィルターに小さい穴が開いていて薬物の行き来はできます．ここのフィルター上に細胞を培養してやります．そう

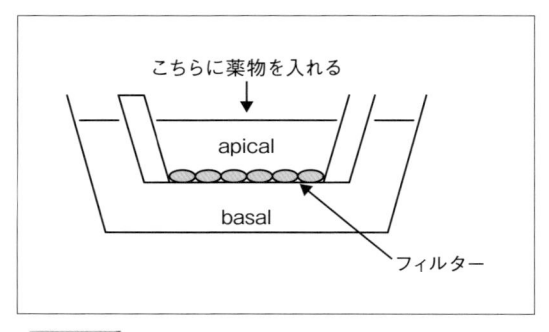

図3-2 経細胞輸送のための細胞培養

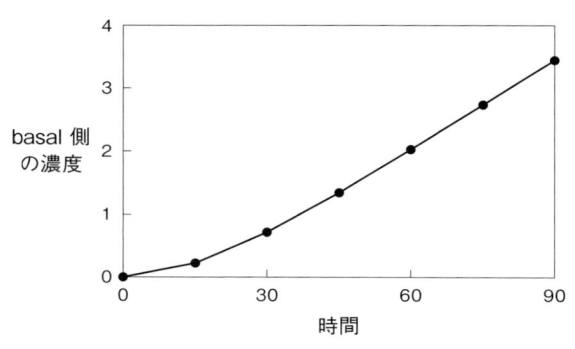

図3-3 Basal 側への薬物透過の時間推移

　すると細胞は，上側に小腸側（apical side）の機能を，下側は血管側（basal side）の機能を有するようになります．Apical 側に薬物を入れると細胞を通って，basal 側に移行します．この透過速度を測ります．血管側の薬物量を経時的に測定します．**図3-3** のように，ラグタイム後，45分後から直線的に濃度が高くなっていきます．この直線部分の速度が透過速度です．小腸側の濃度は100％から99％への変化は変化していないとみなすことができます（一般的に80％くらいまでを変化していないとみなしているようです）．透過速度を小腸側の濃度で割った値が膜透過クリアランスです．

$$PS = \frac{透過速度}{C} \tag{3-6}$$

　膜透過クリアランスは PS と略されますが，これはクリアランスです．PS の P は膜透過係数で S は面積と思ってください．膜透過速度は，面積に比例します．つまり，Caco-2 の実験でも，well の表面積が違っていれば，膜透過クリアランスも違ってしまいます．そこで膜透過クリアランスを表面積で補正するわけです．クリアランスの単位は mL/min や mL/sec です．これは cm^3/sec と書き換えることができます．面積の単位は cm^2 なので，PS を面積で割ると，膜透過係数 P の単位は cm/sec となります．時間の単位として，min や h が使われてもよいとは思いますが，sec が使われています．きっと歴史的なものでしょう．

　以上，クリアランスについて繰り返し述べてきました．覚えて欲しい式は以下の2つです．これさえ知っていれば，怖いものなしです．

$$CL = \frac{v}{C} \tag{3-7}$$

$$量 = CL \cdot AUC \tag{3-8}$$

4章 コンパートメントモデル

　静脈内投与後の薬物の血漿中濃度を，時間に対して片対数でプロットすると**図4-1**の左図に示すように直線的に減少します（1相性消失）．薬物によっては**図4-1**の右図のように折れ曲がります（2相性消失）．これらの推移を解析するために，コンパートメントモデルが使われます．生体を1つの箱（コンパートメント）として，1次速度で消失するモデルを，箱が1つですので，1-コンパートメントモデルといいます．**図4-1**の左図のような推移です．**図4-1**の右図のように2つに折れ曲がる場合は，投与したコンパートメントからもう1つのコンパートメントに分布するというモデルになります．コンパートメントが2つですので，2-コンパートメントモデルです．1-コンパートメントモデルについては，多くの成書[1〜5]で詳細に説明されていますので，こちらは少し簡単に説

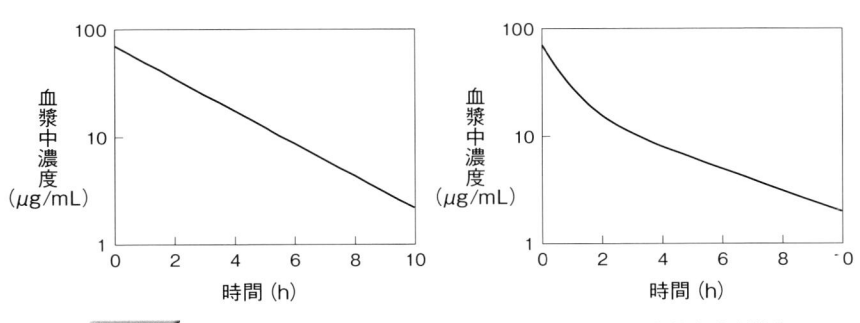

図4-1 1相性（左図）あるいは2相性（右図）で消失する血漿中濃度推移

明し，2-コンパートメントモデルについて詳細に述べさせていただきます．2-コンパートメントモデルはあまり詳細に説明されていないと思います．それは，ケースバイケースで一律の話にできないからです．しかし，多くの薬物で2相性の消失を示していることから，薬物を有効に使うためには，2-コンパートメントモデルの理解も必要なのです．4章，5章は難しいと感じる人が多いと思います．7章を先に読んで後から読みなおすと理解しやすいかもしれません．

1　1-コンパートメントモデル

a　静脈内投与

1つのコンパートメントモデルは，生体を単純に1つの箱と考え，投与された薬物が瞬時に生体全体に広がって濃度が均一になるとみなせるモデルです．図4-2（左図）のようにコンパートメントに静脈内投与された薬物が消失速度定数 k_{el} で消失するモデルとして記述します．消失速度は以下の4-1式で表されます．

$$v = \frac{dX}{dt} = -k_{el} \cdot X \qquad (4\text{-}1)$$

X は体内にある薬物量です．この式を積分すると，X と時間の関係

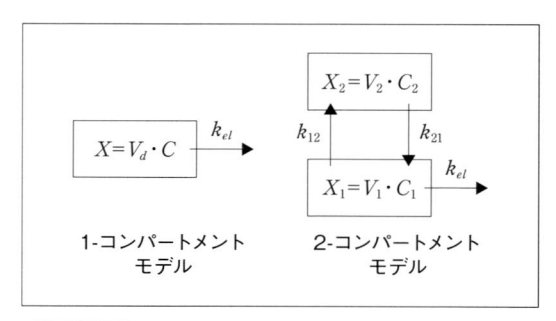

図4-2　コンパートメントモデル図

式（4-2 式）になります．

$$X = X_0 \cdot e^{-k_{el} \cdot t} \tag{4-2}$$

これは薬物を静脈内投与した際の薬物量の時間変化を表した式になります．X_0 は投与直後の量ですので投与量です．血漿中濃度を測定するので，量から濃度に変換しなければなりません．この変換に分布容積 V_d を使います．血漿中濃度からみた体積です．投与直後の血漿中濃度を C_0 とすると分布容積 V_d は

$$V_d = X_0 / C_0 \tag{4-3}$$

で求めることができます．血漿中濃度と分布容積の積が薬物量ですから，血漿中濃度推移の式は

$$C = C_0 \cdot e^{-k_{el} \cdot t} \tag{4-4}$$

となります．この指数関数式が基本の式になります．

濃度が半分になる時間，これを半減期（$t_{1/2}$）といいますが，これは以下の 4-5 式で求めることができます．

$$t_{1/2} = \frac{\ln 2}{k_{el}} = \frac{0.693}{k_{el}} \tag{4-5}$$

3 章で説明したように，クリアランスは速度を濃度で割ったものですので以下の 4-6 式のように k_{el} と V_d の積になります．

$$\frac{v}{C} = \frac{1}{C}\frac{dX}{dt} = k_{el} \cdot \frac{X}{C} = k_{el} \cdot V_d = CL \tag{4-6}$$

b インフュージョン

次にインフュージョン（点滴）について説明します．点滴は一定速度（0 次速度）で薬物を静脈内から注入します．体内の薬物の量の変化は 4-7 式で表されます．

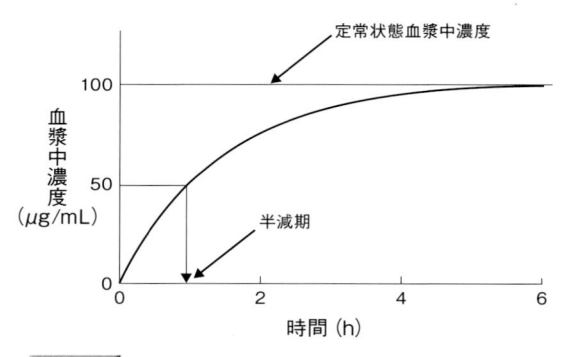

図4-3 静脈内持続投与した時の血漿中濃度推移

$$\frac{dX}{dt} = k_0 - k_{el} \cdot X \tag{4-7}$$

静脈内急速投与の場合は，薬物は減る方向しかありませんでしたが，この場合は k_0 という速度で，身体に投与されますので，その分が微分方程式にプラスされています．この式も血漿中濃度の式にすると4-8式になります．

$$C = C_{ss} \cdot (1 - e^{-k_{el} \cdot t}) = \frac{k_0}{CL} \cdot (1 - e^{-k_{el} \cdot t}) = \frac{k_0}{k_{el} \cdot V_d} \cdot (1 - e^{-k_{el} \cdot t}) \tag{4-8}$$

C_{ss} は定常状態血漿中濃度です．身体に入ってくる速度となくなる速度が等しくなったとき，血漿中濃度は増えも減りもしなくなり，一定値になります．この状態を定常状態といいます．この定常状態になるまでの時間は消失速度定数に従いますので，半減期が目安になります．**図4-3** に定常状態に達するまでの血漿中濃度推移を示します．1半減期で C_{ss} の半分の濃度に，2半減期で75％になります．これは半減期でなくなっていくのと同様です．静脈内急速投与では C_0 から0に減っていくのをみていましたが，点滴では0から C_{ss} に増えていきます．$C_{ss}/2$ で折り返した形と思えばわかりやすいでしょう．4半減期で94％ですから，実質上は4半減期以上で定常状態とみてよいでしょう．

C 1次吸収1-コンパートメントモデル（経口投与）

次は1次吸収1-コンパートメントモデルです．このモデルを使用する代表的なものは経口投与時の血漿中濃度推移です．このモデルでは，消化管内と生体内の2つのコンパートメントで解析します．2つのコンパートメントを使いますが，生体を1-コンパートメントとしていますので，1-コンパートメントモデルです．消化管での薬物量をX_aとし，消化管から循環血への移行の速度定数を吸収速度定数k_aとします．

$$\frac{dX_a}{dt} = -k_a \cdot X_a \tag{4-9}$$

$$\frac{dX}{dt} = F \cdot k_a \cdot X_a - k_{el} \cdot X \tag{4-10}$$

Fは投与された薬物のうち，循環血へ移行した割合です．薬物は消化管から吸収され肝臓へ行きます．吸収が100％とは限らず，2つの臓器で代謝されたりしますので，投与された薬物がすべて循環血に行くとは限りません．循環血に届いた割合をF（バイオアベイラビリティ）で表します．4-10式を積分して，さらに分布容積で除して，血漿中濃度の式にすると4-11式になります．

$$C = \frac{F \cdot Dose \cdot k_a}{V_d \cdot (k_a - k_{el})} \cdot (e^{-k_{el} \cdot t} - e^{-k_a \cdot t}) \tag{4-11}$$

典型的な血漿中濃度推移を**図4-4**に示します．血漿中濃度は最高濃度に到達した後，減少していきます．最高濃度に達成する時間（T_{max}）は4-10式の$F \cdot k_a \cdot X_a$と$k_{el} \cdot X$が釣り合った時間で，4-10式が0になる時間です．すなわち4-11式を微分して0になる時間tがT_{max}になるわけです．T_{max}は4-12式で得られます．

$$T_{max} = \frac{\ln \frac{k_a}{k_{el}}}{k_a - k_{el}} \tag{4-12}$$

最高血漿中濃度（C_{max}）はこのT_{max}を4-11式に代入すれば得ること

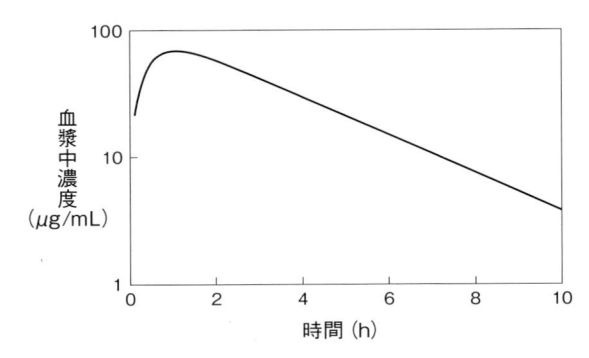

図4-4 経口投与した時の血漿中濃度推移

ができます．

$$C_{max} = \frac{F \cdot Dose}{V_d} \left(\frac{k_a}{k_{el}} \right)^{\frac{k_{el}}{k_{el}-k_a}} \tag{4-13}$$

1次吸収1-コンパートメントモデルで気をつけなければならないことにflip-flop（とんぼ返り）があります．通常は$k_a > k_{el}$という条件で考えることが多いのですが，$k_a < k_{el}$の場合もあります．通常の$k_a > k_{el}$という条件の時は，静脈内投与と経口投与ともに消失相での傾きは同じでk_{el}が反映されますが，$k_a < k_{el}$の場合では，静脈内投与と経口投与で傾きは一致せず，経口投与の場合の傾きにk_aが反映されます．静脈内投与の結果がなければ，経口投与の結果だけでは，$k_a > k_{el}$なのか$k_a < k_{el}$なのか，わかりません．一般的な薬物はよく溶け，よく吸収されるので，ほとんど$k_a > k_{el}$です．難溶性薬物や徐放化製剤でflip-flopが起きる程度です．

2　2-コンパートメントモデル

a　静脈内投与

基本の静脈内投与から始めましょう．2-コンパートメントモデルで解析される血漿中濃度推移は，片対数プロットすると2つに折れ曲がる推移です．図 4-2（p. 38）の右図に示したモデルです．このモデルを解くと，4-14 式になります．解き方は補講（p. 109）に示しましたので，そちらをみてください．

$$C = \frac{Dose(k_{21} - \alpha)}{V_1(\beta - \alpha)} \cdot e^{-\alpha \cdot t} + \frac{Dose(k_{21} - \beta)}{V_1(\alpha - \beta)} \cdot e^{-\beta \cdot t} \tag{4-14}$$

4-14 式は複雑なので，簡単にした 4-15 式でみていきます．

$$C = A \cdot e^{-\alpha \cdot t} + B \cdot e^{-\beta \cdot t} \tag{4-15}$$

最初の消失が早い相を分布相，α 相といい，消失が遅い相を消失相，β 相といいます．α 相や β 相の半減期が，よく使われていますが，A や B の大きさはあまり議論されていません．図 4-5 に α 相や β 相の半減期をそれぞれ 1 時間，10 時間として，A と B の和が 100 になるように血漿中濃度推移をシミュレーションした結果を示しました（設定値は表 4-1 参照）．いかがでしょうか．全く違う推移であることは一目瞭然です．

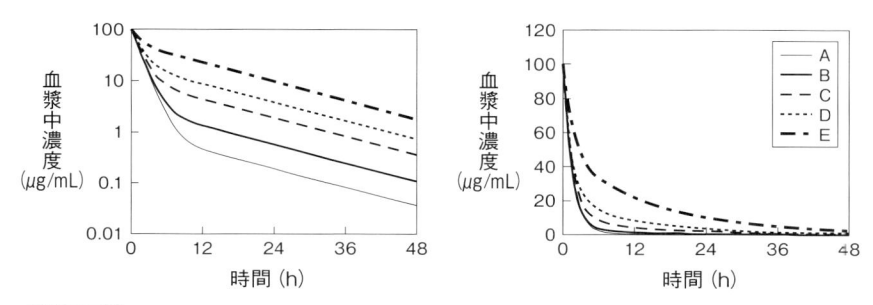

図 4-5　α 相と β 相の半減期が同じ薬物 A-E の血漿中濃度推移

表4-1 薬物A-Eの薬物動態パラメータ（コンパートメントモデル）

パラメータ	単位	薬物A	薬物B	薬物C	薬物D	薬物E
$Dose$	$\mu g/kg$	100000	100000	100000	100000	100000
A	$\mu g/mL$	99	97	90	80	50
B	$\mu g/mL$	1	3	10	20	50
alpha	h^{-1}	0.693	0.693	0.693	0.693	0.693
beta	h^{-1}	0.0693	0.0693	0.0693	0.0693	0.0693
$t_{1/2\alpha}$	h	1	1	1	1	1
$t_{1/2\beta}$	h	10	10	10	10	10
V_1	mL/kg	1000	1000	1000	1000	1000
k_{21}	h^{-1}	0.076	0.088	0.132	0.194	0.381
k_{el}	h^{-1}	0.636	0.546	0.365	0.248	0.126
k_{12}	h^{-1}	0.051	0.129	0.266	0.321	0.255
V_2	mL/kg	675	1461	2019	1653	669
V_{ss}	mL/kg	1675	2461	3019	2653	1669
CL	mL/h/kg	636	546	365	248	126
A/α	$\mu g \cdot h/mL$	142.8	139.9	129.8	115.4	72.1
B/β	$\mu g \cdot h/mL$	14.4	43.3	144.3	288.5	721.3
α相の寄与率		0.908	0.764	0.474	0.286	0.091

半減期だけで議論をしてはいけないことがわかると思います．24時間1μg/mL以上を維持したい場合は，薬物AとBは不向きということになります．半減期だけでなく，α相とβ相の全体に対する寄与がどの程度であるかも考えないといけないのです．

　解析についても，α相とβ相の全体に対する寄与が重要です．1相の消失については，血漿中濃度を最高濃度の1/10まで測れば，AUCの90%測定していることになります．しかし，2-コンパートメントモデルではそうはいきません．薬物Cをみてください．この薬物は，α相のみで1/10まで低下します．AUCへのα相の寄与率を考えてみましょう．AUCは，血漿中濃度の積分値なので，上記Cを積分すると，

$$AUC = \frac{A}{\alpha} + \frac{B}{\beta} \tag{4-16}$$

となります．α相のAUCは最初の項です．寄与率を求めると薬物Cは0.474です．AUCの約半分はα相なのですが，残り半分はβ相が占めることになります．β相もきちんと評価しなければなりません．薬物Aでは，α相のAUCは約9割を占めています．この場合は，β相をきちんと評価しなくても大きな問題は生じません．AUCを正しく評価するためには，α相，β相の半減期とA，Bの関係を十分把握する必要があります．AUCの大部分をα相が占めている場合は，α相の採血ポイントも注意する必要があります．最終相の消失速度定数から無限大までのAUCを評価していると思います．静脈内投与では0時点の採血はできないので，最初の2つか3つの採血点から0時点の濃度を外挿します．この外挿部分が大きい場合はやはりAUCを正しく評価できません．分布容積も正しく評価できないので，採血点が妥当かどうかを試験前後で確認する必要があります．

　次に分布容積についてです．0時点の濃度を外挿して，その濃度を使ってAUCを求めることを説明しましたが，投与量をこの濃度で割って初期分布容積（V_c, V_1）を評価します．中央コンパートメント（central compartment）の分布容積などとも呼ばれます．この中央から移行していくコンパートメントを末梢コンパートメント（peripheral compartment）といいます．また，中央と末梢コンパートメントの分布容積を足したものを定常状態分布容積といいます．これが組織に広く分布するかの指標になります．生理活性タンパクや抗体のように細胞膜を通過しない高分子は血漿容積の30～50 mL/kg程度の小さい分布容積であるのに対し，低分子の脂溶性の高い薬物では数10 L/kgという大きな分布容積を示すことがあります．平均的には1 L/kg程度です．2-コンパートメントモデルでの分布容積は以下の4-17式で表されます．

$$V_{ss} = \left(1 + \frac{k_{12}}{k_{21}}\right) \cdot V_1 \tag{4-17}$$

表 4-2 薬物 A-E の薬物動態パラメータ（モーメント解析法）

パラメータ	単位	薬物 A	薬物 B	薬物 C	薬物 D	薬物 E
AUC	$\mu g \cdot h/mL$	157	183	274	404	793
$AUMC$	$\mu g \cdot h^2/mL$	414	826	2269	4329	10511
MRT	h	2.63	4.51	8.28	10.72	13.25
CL	mL/h/kg	636	546	365	248	126
$V_{d\beta}$	mL/kg	9174	7874	5263	3571	1818
V_{ss}	mL/kg	1675	2461	3019	2653	1669
$V_{d\beta}/V_{ss}$		5.48	3.20	1.74	1.35	1.09

　この定常状態分布容積は，モーメント解析法で得られる V_{ss} と同じ値になります．モーメント解析法で得られた値を**表 4-2**に示します．以下に計算に用いた式を示します．

$$AUC = \frac{A}{\alpha} + \frac{B}{\beta} \tag{4-16}$$

$$AUMC = \frac{A}{\alpha^2} + \frac{B}{\beta^2} \tag{4-18}$$

$$MRT = \frac{AUMC}{AUC} \tag{4-19}$$

$$CL = \frac{Dose}{AUC} \tag{4-20}$$

$$V_{ss} = CL \cdot MRT \tag{4-21}$$

　コンパートメントモデルの値と同じ値になります．ここでもう１つの分布容積について説明します．β 相における分布容積 $V_{d\beta}$ です．2-コンパートメントモデルなので $V_{d\beta}$ ですが，β 相が最終相なので，最終相における分布容積 V_z でもあります．V_z は経口投与時の結果からも V_z/F という形で得られますので，この分布容積について考えることも重要です．以下の 4-22 式で求めます．

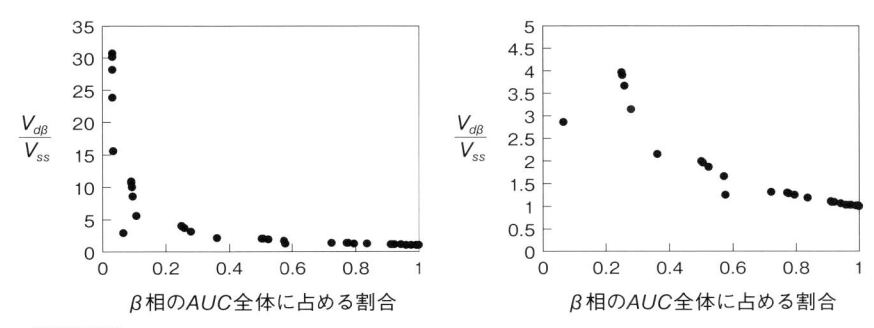

図 4-6 V_{ss} と $V_{d\beta}$ との関係に及ぼす β 相の影響

$$V_{d\beta} = \frac{CL}{\beta} \tag{4-22}$$

$V_{d\beta}$ は V_{ss} よりも大きな値を示します．**表 4-2** をみてください．薬物 A は $V_{d\beta}$ と V_{ss} で大きな差がありますが薬物 E ではほぼ同じ値です．AUC 全体に占める β 相の寄与率が大きいほど，$V_{d\beta}$ と V_{ss} は一致しているようです．そこで k_{12} を 1 とし，k_{21} と k_{el} を 1/100 から 30 倍まで変えて 36 通りでシミュレーションしてみました．AUC 全体に占める β 相の寄与率と $V_{d\beta}/V_{ss}$ を**図 4-6** に示しました．β 相の寄与率が低くなると $V_{d\beta}/V_{ss}$ は大きくなります．β 相の寄与率が 0.5 以上あれば，2 倍以下の違いなので，$V_{d\beta}$ を V_{ss} とみなしてもよいでしょう．なぜ，この分布容積にこだわるかというと，$V_{d\beta}$ あるいは V_z は，経口投与の場合でも計算することができるからです．

$$\frac{V_{d\beta}}{F} = \frac{Dose}{AUC} \cdot \frac{1}{\beta} = \frac{CL}{F} \cdot \frac{1}{\beta} \tag{4-23}$$

F の項が入っていますが，一般的に医薬品として開発される薬物のバイオアベイラビリティ (F) は，比較的高いものが多いので，分布容積の指標として使える可能性が高いからです．経口投与後の AUC と半減期が載っていれば，分布容積も推定できます．

ここまで述べてきたように，どうも β 相の寄与率が影響するようです．

最初に述べたように α 相と β 相の半減期だけでなく，AUC への寄与率を見極める必要があるということです．

b インフュージョン

次にインフュージョン（点滴）の場合を考えてみましょう．1-コンパートメントモデルでは半減期の 4 倍で定常状態の 94% に達するので，4 半減期を定常状態の指標としています．2-コンパートメントモデルでは α 相と β 相の 2 つの半減期があります．この場合は，どう考えればよいでしょうか？ ここでも当然，α 相と β 相の寄与率が影響することは，皆さんもすでにわかっているでしょう．でも，その話はもう少し先まで待ってください．

いくつかの教科書に，2-コンパートメントモデルの場合のインフュージョンの式が書いてあります．これを使って，計算をすればよいのです．式を以下に示します．

$$C = \frac{k_0}{V_1 \cdot (\beta - \alpha)} \cdot \left(\frac{k_{21} - (k_{21} - \alpha) \cdot e^{-\alpha \cdot t}}{\alpha} - \frac{k_{21} - (k_{21} - \beta) \cdot e^{-\beta \cdot t}}{\beta} \right) \tag{4-24}$$

$$C = \frac{k_0 \cdot (k_{21} - \alpha)}{V_1 \cdot \alpha \cdot (\alpha - \beta)} \cdot (e^{-\alpha \cdot t} - 1) + \frac{k_0 \cdot (\beta - k_{21})}{V_1 \cdot \beta \cdot (\alpha - \beta)} \cdot (e^{-\beta \cdot t} - 1) \tag{4-25}$$

$$C = \frac{k_0}{V_1 \cdot k_{10}} \cdot \left(1 + \frac{(\beta - k_{10}) \cdot e^{-\alpha \cdot t}}{(\alpha - \beta)} + \frac{(k_{10} - \alpha) \cdot e^{-\beta \cdot t}}{(\alpha - \beta)} \right) \tag{4-26}$$

通常はこれらの式を使って予測します．形は違いますが，すべて同じ式で，同じ結果を与えます．多くの本では，これらの式のいずれかを示しています．しかし，これらの式は，インフュージョンしている際の式です．インフュージョン終了後の血漿中濃度推移はどうなるのでしょうか？ 薬物によっては，10 分とか 30 分かけて投与する場合もあります．

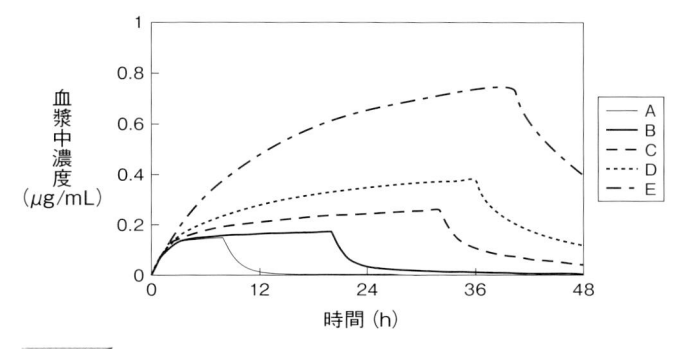

図 4-7 薬物 A-E をインフュージョンした時の血漿中濃度推移

その際の血漿中濃度は上記式では予測できません．この場合の予測式は以下の式になります．

$$C = \frac{k_0}{V_1} \cdot \left(\frac{(1-e^{\alpha \cdot T}) \cdot (k_{21}-\alpha)}{\alpha \cdot (\alpha-\beta)} \cdot e^{-\alpha \cdot t} + \frac{(1-e^{\beta \cdot T}) \cdot (k_{21}-\beta)}{\beta \cdot (\beta-\alpha)} \cdot e^{-\beta \cdot t} \right)$$

(4-27)

ここで，t はインフュージョン開始後時間，T はインフュージョン時間で，インフュージョン中は $T=t$ として，インフュージョン後は $T=T$ として計算します．この式は，インフュージョン中とインフュージョン後の両者を示します．意外と載っていないので，覚えておくと便利です（あとで，もっと便利な考え方も紹介します）．この式をみてわかるように，インフュージョン終了後，血漿中濃度はやはり 2 相性の消失をします．この式を使って薬物 A-E をインフュージョンしたときの血漿中濃度推移を示します（図 4-7）．インフュージョン速度は，100 μg/h で，インフュージョン時間は定常状態の 94％になる時間としましょう．薬物 A-E の定常状態の 94％の血漿中濃度になる時間は，それぞれ 8，20，32，36，40 時間となります．薬物 A-E の半減期は同じです．いかがでしょうか．α 相の寄与が大きい場合は短く，β 相の寄与が大きい場合は長くなっています．静脈内投与での話からそうなることは，皆さんも薄々わかっていたことでしょう．でも，どうにかして定常状態になる

時間を簡単に予測できないかと皆さんは思っているでしょう．半減期と同じように，薬物の持続性の指標となっているパラメータがもう1つあります．平均滞留時間（MRT）です．薬物A-EのMRTは，2.63 h，4.51 h，8.28 h，10.7 h，13.3 hです．どうでしょうか．MRTが指標になります．大体MRTの3～4倍で定常状態になるとみてよいのではないでしょうか．MRTはよい指標になるのですが，残念ながら添付文書に記載されているのを，あまりみたことがありません．インタビューフォームにも載っているのは少ないと思います．基礎知識として覚えておいてください．きっと役に立つときがあると思います．

では，先ほどいいましたもっとよい方法をお教えしましょう．2相性の消失をする薬物は4-1式（p.38）で表されます．2つの指数関数式です．これを1-コンパートメントモデルで消失する2つの薬物と考えればよいわけです．そうするとかなり簡単になります．1-コンパートメントモデルでのインフュージョンの式は以下の4-8式です．

$$C = C_{ss} \cdot (1 - e^{-k_{el} \cdot t}) = \frac{k_0}{CL} \cdot (1 - e^{-k_{el} \cdot t}) = \frac{k_0}{k_{el} \cdot V_d} \cdot (1 - e^{-k_{el} \cdot t}) \tag{4-8}$$

C_{ss}は定常状態血漿中濃度，k_{el}は消失速度定数です．

2つの薬物をインフュージョンして，その2つの薬物の和を，2-コンパートメントモデルに従う薬物濃度と考えればよいわけです．では最初にα相について考えましょう．2つの薬物と考えるのでα相の薬物のクリアランスは以下の4-28式になります．

$$CL_\alpha = \frac{Dose}{AUC_\alpha} = \frac{Dose \cdot \alpha}{A} = \frac{\alpha}{A'} \tag{4-28}$$

A'はAを投与量で割り標準化したものです．消失速度定数の部分はαなので，α相の薬物の部分の濃度は以下の4-29式になります．

$$C_\alpha = \frac{k_0}{CL_\alpha} \cdot (1 - e^{-\alpha \cdot t}) = \frac{k_0 \cdot A'}{\alpha}(1 - e^{-\alpha \cdot t}) \tag{4-29}$$

β相も同様に考え，α相とβ相の薬物の和が実際の薬物の濃度と考え

ると，その血漿中濃度は以下の 4-30 式になります．

$$C = k_0 \cdot \left(\frac{A'}{\alpha} (1 - e^{-\alpha \cdot t}) + \frac{B'}{\beta} (1 - e^{-\beta \cdot t}) \right) \tag{4-30}$$

4-24 式（p. 48）に比べてどうですか？ 簡単だと思いませんか？

これはインフュージョン中の式ですが，インフュージョン終了後はそれぞれの項は，1 相性の消失をするので，インフュージョン終了後も簡単に求めることができます．

$$C = k_0 \cdot \left(\frac{A'}{\alpha} (1 - e^{-\alpha \cdot T}) \cdot e^{-\alpha \cdot (t-T)} + \frac{B'}{\beta} (1 - e^{-\beta \cdot t}) \cdot e^{-\beta \cdot (t-T)} \right) \tag{4-31}$$

T はインフュージョン時間，t はインフュージョン開始後時間です．4-30 式と 4-31 式を使って薬物 C の血漿中濃度推移を計算して，**図 4-8**に示しました．薬物 C は AUC に占める α 相と β 相の寄与率はほぼ 1：1 なので，定常状態濃度での α 相と β 相の寄与率もほぼ 1：1 になっています．α 相の部分は半減期 1 時間なので 4 時間でほぼ定常状態に達します．β 相の部分は 40 時間かかります．結局は α 相と β 相の寄与率の問題なのです．薬物 A のように AUC の大部分を α 相が寄与すれば，早く定常状態に達し，β 相が大きく寄与するのであれば，定常状態に達するのは遅くなるということです．指数関数を分けて考える方法は，3-コ

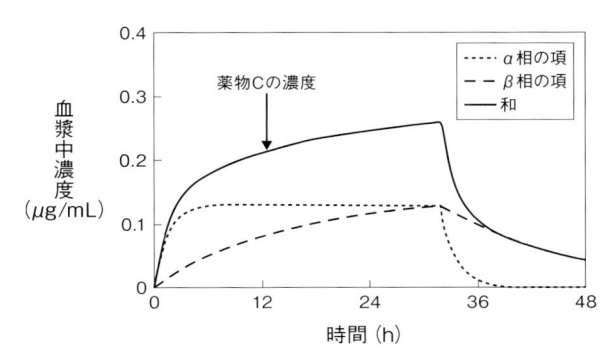

図 4-8 薬物 C をインフュージョンした時の血漿中濃度推移

ンパートメントでも同様に使うことができます．便利なのでぜひ覚えてください．その際も，またかと思うかもしれませんが，AUC 全体の何割を，α 相，β 相といった指数項が占めるかを明らかにしておかなければなりません．

　指数関数を分けて考えるというのは，あまり他の教科書では書かれていないと思います．この考え方が正しいことは，モデルをラプラス変換で解いていけばわかります．解き方により 4-24 式にも 4-30 式にもなります．補講（p. 109）に計算法を載せましたので，興味のある人はみてください．

C 経口投与

　2-コンパートメントモデルにおける経口投与時の血漿中濃度推移の式を以下に示します．

$$C = \frac{F \cdot Dose \cdot k_a (k_{21} - \alpha)}{V_1 \cdot (k_a - \alpha) \cdot (\beta - \alpha)} \cdot e^{-\alpha \cdot t}$$
$$+ \frac{F \cdot Dose \cdot k_a (k_{21} - \beta)}{V_1 \cdot (k_a - \beta) \cdot (\alpha - \beta)} \cdot e^{-\beta \cdot t}$$
$$- \frac{F \cdot Dose \cdot k_a \cdot (k_a - k_{21})}{V_1 \cdot (\alpha - k_a) \cdot (\beta - k_a)} \cdot e^{-k_a \cdot t} \quad (4\text{-}32)$$

F はバイオアベイラビリティ，k_a は吸収速度定数です．

　経口投与の場合もインフュージョンのときと同じように，2つの指数関数と考えて示す方法を述べます．1-コンパートメントモデルの経口投与の式は以下の 4-11 式です．

$$C = \frac{F \cdot Dose \cdot k_a}{V_d \cdot (k_a - k_{el})} \cdot (e^{-k_{el} \cdot t} - e^{-k_a \cdot t}) \quad (4\text{-}11)$$

　したがって，インフュージョンの時と同じように考えることができます．

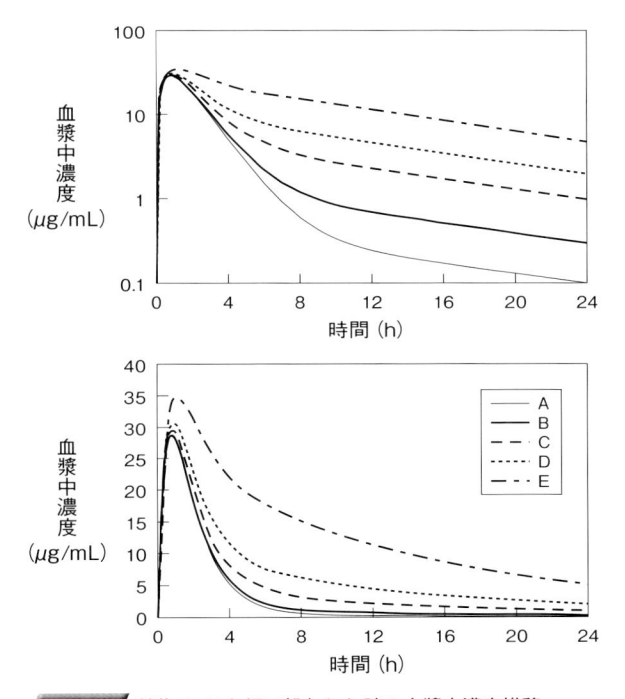

図 4-9 薬物 A–E を経口投与した時の血漿中濃度推移

$$C = A' \cdot \frac{Dose \cdot F \cdot k_a}{(k_a - \alpha)} \cdot (e^{-\alpha \cdot t} - e^{-k_a \cdot t})$$

$$+ B' \cdot \frac{Dose \cdot F \cdot k_a}{(k_a - \beta)} \cdot (e^{-\beta \cdot t} - e^{-k_a \cdot t}) \qquad (4\text{-}33)$$

ここでの A′, B′ は静脈内投与時の $A/Dose$ と $B/Dose$ を表しています．
いかがでしょうか．指数関数を分けて考えると，計算がかなり楽になります．4-33 式を用いて薬物 A–E の経口投与時の血漿中濃度推移を k_a = 2h^{-1}，F = 0.5 で計算してみましょう．**図 4-9** をみてください．このように血漿中濃度推移がきちんと予測できます．インフュージョンと同様に α 相と β 相の項ごとの推移とその和を**図 4-10** に示しました．どう

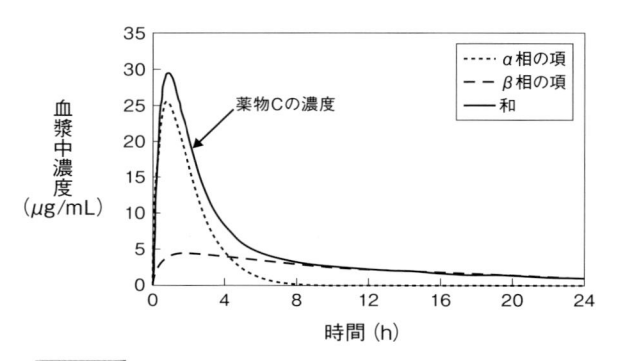

図4-10 薬物Cを経口投与した時の血漿中濃度推移

ですか？　最初の4時間までが α 相の項がほとんどであることがわかると思います．1-コンパートメントモデルの場合は，最高血漿中濃度到達時間（T_{max}）と半減期から k_a を求めることができるのですが，2-コンパートメントモデルの場合での半減期は，α 相の半減期でなければならないことがわかると思います．

では，もう一度，2-コンパートメントモデルの静脈内投与の式をみてみましょう．

$$C = \frac{Dose(k_{21} - \alpha)}{V_1(\beta - \alpha)} \cdot e^{-\alpha \cdot t} + \frac{Dose(k_{21} - \beta)}{V_1(\alpha - \beta)} \cdot e^{-\beta \cdot t} \tag{4-14}$$

したがって，A'，B' は以下の式になるので，この関係から k_{12}，k_{21}，k_{10} といった microscopic constant も求めることができます．

$$A' = \frac{(k_{21} - \alpha)}{V_1(\beta - \alpha)} \tag{4-34}$$

$$B' = \frac{(k_{21} - \beta)}{V_1(\alpha - \beta)} \tag{4-35}$$

この章は本当に式が多くてすみません．ここでわかっていただきたいのは，薬物の体内動態は必ずしも1-コンパートメントモデルだけで表すことができないので，多コンパートメントモデルでの解析が必要になるけれど，指数関数を分けて，1-コンパートメントモデルで考えることにより簡単に計算できるということです．反復投与の計算も指数関数を分けて考えれば楽に計算することができます．

5章 生理学的モデルとモーメント解析

1 生理学的モデル

　生理学的モデルは，人により捉え方が違います．生理学的モデルは図5-1に示すように各組織を血流でつなぎ，生体システムをモデル化したものです．これらすべての組織を物質収支式（微分方程式）で表し，シミュレーションすることだけを生理学的モデル解析と考える人がいますが，それだけではありません．*In vitro* から *in vivo* の肝クリアランスを予測することも生理学的モデル解析ですし，全身クリアランスから肝クリアランスを求め，肝抽出率を求めることも生理学的モデル解析です．ここでは，組織クリアランスからの考え方とシミュレーションの考え方を説明し，生理学的モデルの有用性について解説します．

a タンパク結合

　生理学的モデルは，生体をモデル化しているので，タンパク結合が重要な要因になっています．ほとんどの薬物は，生体中のタンパク質と結合し，結合型と非結合型の薬物として存在しています．非結合型薬物のみが組織に移行し，代謝されたりします．血中の非結合型分率（f_b）を考えなければなりません．直接，f_b を測定できないので血漿中の非結合型分率（f_p）を測定します．血中非結合型濃度と血漿中非結合型濃度は等しいので，以下の関係があります．

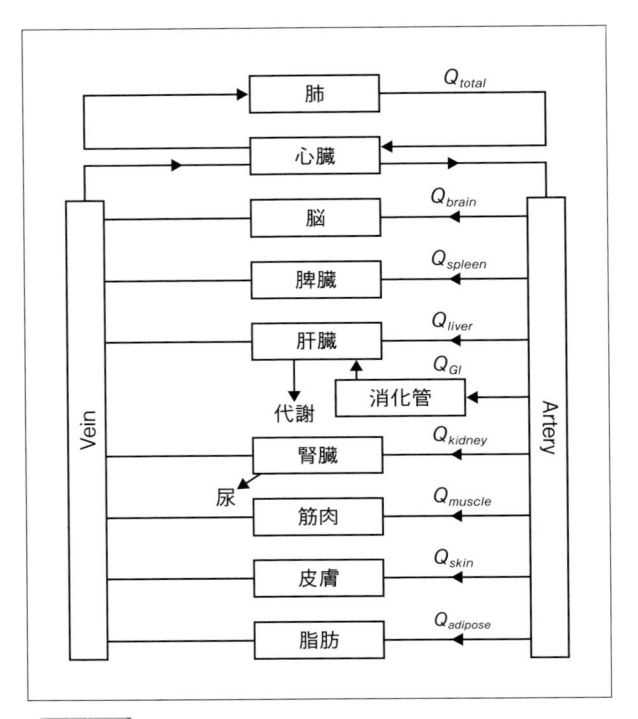

図 5-1 生理学的モデル

$$f_b \cdot C_b = f_p \cdot C_p \tag{5-1}$$

$$f_b = \frac{f_p \cdot C_p}{C_b} = \frac{f_p}{R_b} \tag{5-2}$$

C_b は血中濃度，C_p は血漿中濃度，R_b は血液−血漿中濃度比です．

同様に組織−血液中濃度比（K_p）は，非結合型組織中濃度と非結合型血漿中濃度は等しいので以下の式で表されます．

$$f_t \cdot C_{organ} = f_b \cdot C_b \tag{5-3}$$

$$K_p = \frac{C_{organ}}{C_b} = \frac{f_b}{f_t} \tag{5-4}$$

C_{organ} は組織中濃度，f_t は組織中非結合型分率です．組織での非結合型分率が変化しないと考え，血中の非結合型分率が増加すると K_p が大きくなります．組織中濃度が増加するので，分布容積が増加します．血中のアルブミンや α_1-酸性糖タンパク濃度が変化すると，f_b が変化し，肝クリアランスや分布容積が変化します．

タンパク結合はラングミュアー式で表すことができます．

$$C_{bound} = \frac{n \cdot P_t}{K_d + C_u} \cdot Cu \tag{5-5}$$

C_{bound} は結合型濃度，n はタンパクの結合サイト数，P_t はタンパク濃度，K_d は解離定数です．これは1つのタンパクに対しての式ですので，複数のタンパクに結合する場合，全結合型濃度は，すべてのタンパクへの結合の和となります．この式からタンパク濃度が変化から f_b の変化を予測することができます．

b 固有クリアランス律速と血流律速

生理学的モデルは図 5-1 に示したように，血流でつないで生体をモデル化したものです．肝臓や腎臓のように薬物を代謝したり，排泄したりして，生体は，薬物を処理して消失させています．その消失させる組織でのクリアランスを組織クリアランスといいます．薬物は動脈血中濃度で組織に血流速度で入って，静脈血中濃度で出ていきます．この濃度差に血流速度を掛けたものが消失速度です．

$$\begin{aligned}臓器での消失速度 &= 入った速度 - 出ていった速度 \\ &= Q \cdot C_a - Q \cdot C_v \end{aligned} \tag{5-6}$$

Q は血流速度，C_a は動脈血中濃度，C_v は静脈血中濃度です．これを動脈血中濃度で割ったものが臓器クリアランスです．

$$CL_{organ} = \frac{Q \cdot (C_a - C_v)}{C_a} = Q \cdot E = Q \cdot (1 - F_h) \tag{5-7}$$

 $(C_a - C_v)/C_a$ は動脈血中の薬物の減った割合ですので，これを臓器での抽出率（E）といいます．臓器クリアランスは血流速度と抽出率の積でもあります．逆に C_v/C_a はその臓器を素通りした割合を表し，アベイラビリティといいます．F に臓器を表す添え字をつけて表します．肝臓の場合は hepatic の h を使って F_h と表します．臓器クリアランスは，臓器に入った薬物が 100% なくなるのが最大値ですから，臓器クリアランスは血流速度を超えることはありません．

 肝臓の場合は肝クリアランスということになります．また，組織の代謝能力を固有クリアランスといいます．肝クリアランスの大きさにより，固有クリアランス律速または血流律速の薬物といわれます．代謝されるのは，非結合型薬物ですので，血中非結合型分率（f_b）と固有クリアランス（CL_{int}）の積が，血流速度よりも小さいときは，この積が肝クリアランスになります．血流速度に影響されず，固有クリアランスの大きさにより，肝クリアランスの大きさが影響されるので，固有クリアランス律速と呼びます．血中非結合型分率（f_b）と固有クリアランスの積が大きくなると，肝クリアランスは血流速度に近づいていきます．この領域では多少固有クリアランスが変化しても，肝クリアランスは変化しないので，血流律速といいます．この現象を式で確認しましょう．肝臓のモデルとしては well-stirred モデルを用います．Well-stirred モデルは薬物が肝臓に入ってすぐに均一に分布するというモデルです．ほかに parallel tube モデル，dispersion モデルがあります．Well-stirred モデルでの肝クリアランスは，以下の式で表されます．併せて肝アベイラビリティ F_h も示します．

$$CL_h = \frac{Q_h \cdot f_b \cdot CL_{int}}{Q_h + f_b \cdot CL_{int}} \tag{5-8}$$

$$F_h = \frac{Q_h}{Q_h + f_b \cdot CL_{int}} \tag{5-9}$$

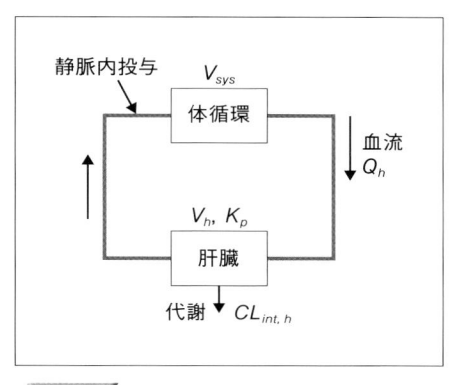

図 5-2 簡単なフローモデル（静脈内投与）

$Q_h \gg f_b \cdot CL_{int}$ の場合は，$CL_h = f_b \cdot CL_{int}$ になります．また，$Q_h \ll f_b \cdot CL_{int}$ の場合は，$CL_h = Q_h$ になります．

さらに，この現象を簡単な生理学的モデルでシミュレーションしてみましょう．モデルを**図 5-2** に示しました．肝臓のモデルとしては well-stirred モデルを用いています．Well-stirred モデルは薬物が肝臓に入ってすぐに均一に分布するというモデルです．瞬時に全体が同じ濃度になるため，肝臓中の非結合型濃度と血液中非結合型濃度は等しくなります．このモデルを微分方程式で表すと以下のようになります．

$$V_{sys} \cdot \frac{dC_{sys}}{d_t} = Q_h \cdot \frac{C_h}{K_p} - Q_h \cdot C_{sys} \tag{5-10}$$

$$V_h \cdot \frac{dC_h}{dt} = Q_h \cdot C_{sys} - f_b \cdot \frac{C_h}{K_p} \cdot CL_{int} - Q_h \cdot \frac{C_h}{K_p} \tag{5-11}$$

V_{sys} は体循環のコンパートメントの分布容積で，肝臓以外の分布容積をまとめています．C_{sys} は体循環のコンパートメントでこの濃度で，血中濃度になります．V_h は肝臓の実容積です．分布容積ではありません．C_h も肝臓中濃度です．Well-stirred モデルなので肝臓中濃度は均一で，肝静脈血中濃度との比が K_p 値です．ですので，肝静脈血中濃度は C_h/K_p です．非結合型濃度は肝臓中も肝静脈血中も同じで，非結合型薬物

のみ代謝されるので，CL_{int} に非結合型濃度を掛けているのです．では，もう一度式をみていきましょう．5-10式をみてください．左辺は体循環濃度の変化と分布容積を掛けており，体循環コンパートメントでの量の変化を示しています．右辺はこの左辺の変化の原因を示しているのです．肝静脈血中濃度と肝血流速度の積は，体循環コンパートメントへ入ってくる速度，量が増える速度ですね．次の項は，体循環濃度に肝血流速度の積の速度で出ていく，量が減る速度です．このように物の収支で式を作っています．これはコンパートメントモデルと同じです．では，肝臓コンパートメントについてもみていきましょう．体循環濃度と肝血流速度の積の速度で入ってきます．なくなる速度は，肝静脈血中濃度と肝血流速度の積に加え，代謝でなくなる項が入っています．この例では，肝臓だけで作っていますが，基本的にその他の組織も同様に作っていけば，**図 5-2** に示した生理学的モデルができ上がります．

V_{sys} = 60 L，V_h = 1.69 L，Q_h = 1.45 L/min，K_p = 2 としてシミュレーションします．この式をコンパートメントモデルのように積分した式に解けばよいのですが，複雑になるのと代謝の飽和など非線形性でも対応できるように，オイラー法や Runge-Kutta-Gill 法など数値計算でシミュレーションします．この計算ではある時点からの変化を計算していくので，ある時点の値が必要で，初期値といいます．静脈内投与では瞬間的に静脈に入れるので 0 時点の体循環コンパートメントに投与量があるとします．0 時点では肝臓にはまだ薬物が運ばれていないので，0 です．投与量を 6 mg として，肝固有クリアランスと血中非結合型分率の積を，肝血流速度の 1/10，1/3，1，3，10，30 倍の値でシミュレーションした結果を **図 5-3** に示しました．いかがでしょうか．固有クリアランス律速では，$f_b \cdot CL_{int}$ が $0.1 \cdot Q$ から $0.3 \cdot Q_h$ に増加すると，クリアランスは 3 倍に，半減期は 1/3 に短縮しますが，血流律速では，肝クリアランスが Q_h に近づき，半減期もほとんど変化しません．この現象が重要なのです．肝臓への血流速度が変化した場合，固有クリアランス律速の薬物は全く血中濃度推移に変化がありませんが，血流律速の薬物では，変化

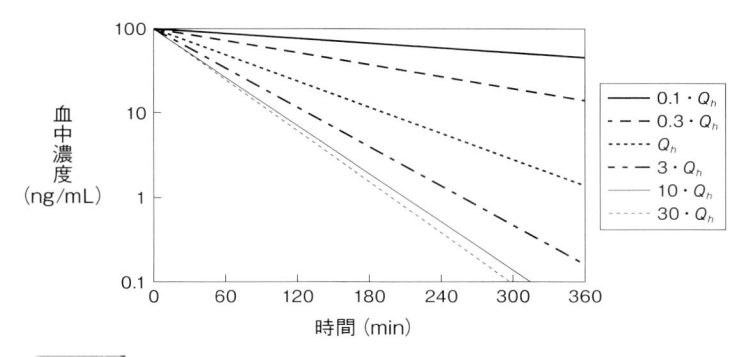

図 5-3 フローモデルによる血中濃度のシミュレーション（静脈内投与）

します．また，酵素阻害や酵素誘導といった薬物間相互作用が起きた場合，固有クリアランス律速の薬物では，半減期が延びたり，短くなったりしますが，血流律速の薬物では変化しません．臨床で使われる薬で血流律速の薬物は多くはありませんが，一部あるので注意する必要があります．生理学的モデルでは血液なのですが，実際のデータはほとんど血漿か血清中濃度を測定しています．血漿中濃度から血液中濃度への変換に血液-血漿中濃度比（R_b）が必要ですが，この情報はあまり報告されていないのが現状です．情報がない場合は1と仮定して計算する場合が多いです．この情報によっては，解釈が変わることもあり，重要なパラメータなのですが，簡単に情報が得られないというのは，生理学的モデル解析が十分に広まっていないためでしょう．大体 R_b 値は 0.55〜2 の範囲にあることが多いようです．

さて次に経口投与で考えましょう．ほとんどの薬は経口投与です．モデルは，**図 5-4** に示したように，静脈内投与と同じで消化管のコンパートメントを入れたものです．

$$V_{sys} \cdot \frac{dC_{sys}}{dt} = Q_h \cdot \frac{C_h}{K_p} - Q_h \cdot C_{sys} \tag{5-12}$$

$$V_h \cdot \frac{dC_h}{dt} = Q_h \cdot C_{sys} - f_b \cdot \frac{C_h}{K_p} \cdot CL_{int} - Q_h \cdot \frac{C_h}{K_p} + k_a \cdot X \tag{5-13}$$

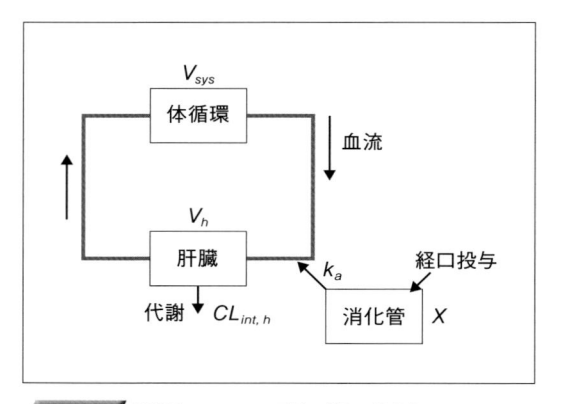

図 5-4 簡単なフローモデル（経口投与）

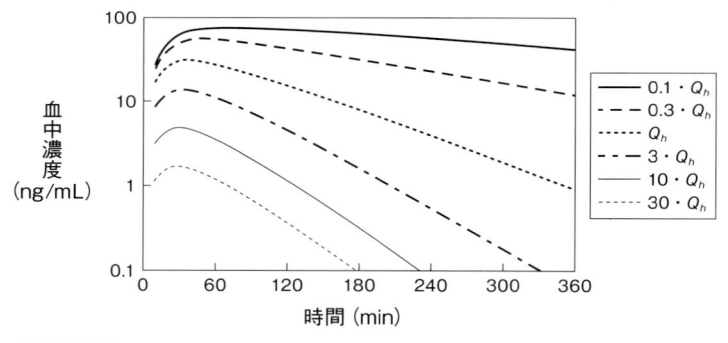

図 5-5 フローモデルによる血中濃度のシミュレーション（経口投与）

$$\frac{dX}{dt} = -k_a \cdot X \qquad (5\text{-}14)$$

微分方程式は 5-13 式に示すように，吸収された薬物は門脈へ移行し，まず最初に肝臓へ入ることから，肝臓に吸収速度の分が加算されることになります．あと消化管の薬物量を示すコンパートメントの微分方程式を追加します．これで OK です．

吸収は 100％，吸収速度定数は $3\mathrm{h}^{-1}$ で，あとは静脈内投与と同じパラメータで，シミュレーションしました．初期値は，0 時点では，体の

中に薬物はありませんので，消化管だけ 6 mg です．図 5-5 をみてください．いかがでしょうか．静脈内投与と全く違ってみえませんか？ 肝臓の初回通過代謝により循環血まで到達する薬物が減ってしまうので，$f_b \cdot CL_{int}$ が大きい薬物は最高濃度が低下します．肝血流速度と同じときに肝アベイラビリティは 0.5 になります．この $f_b \cdot CL_{int}$ が肝血流速度を超える場合は，バイオアベイラビリティが低くなるため，薬にはなりにくいことになります．

C 組織への分布

組織への分布も考えていきましょう．図 5-6 に代表的な組織として筋肉を結合しましょう．他の組織も同様に結合させれば生理学的モデルは完成します．5-12 式を 5-15 式のように変え，筋肉の式を加えます．肝臓の式は変更しなくても構いません．

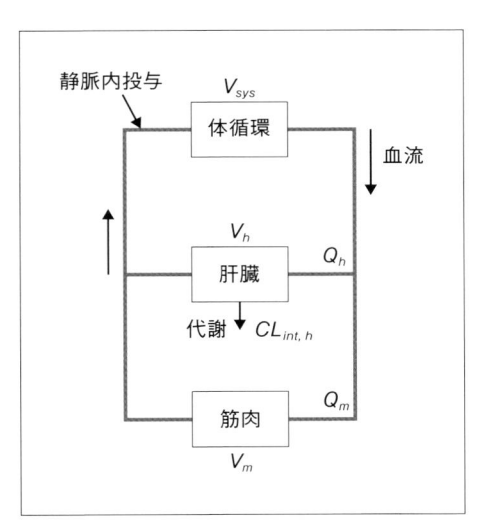

図 5-6 筋肉と肝臓を含むフローモデル（静脈内投与）

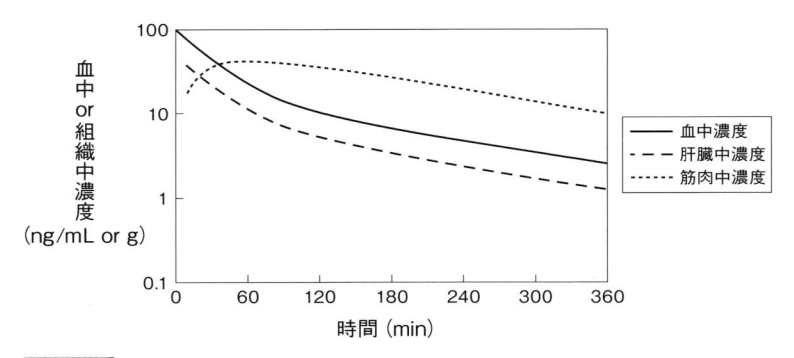

図 5-7 フローモデルによる組織中濃度のシミュレーション（静脈内投与）

$$V_{sys} \cdot \frac{dC_{sys}}{dt} = Q_h \cdot \frac{C_h}{K_{p,h}} + Q_m \cdot \frac{C_m}{K_{p,m}} - Q_h \cdot C_{sys} - Q_m \cdot C_{sys} \quad (5\text{-}15)$$

$$V_m \cdot \frac{dC_m}{dt} = Q_m \cdot C_{sys} - Q_m \cdot \frac{C_m}{K_{p,m}} \quad (5\text{-}16)$$

先のシミュレーションと同じ $V_{sys}=60$ L, $V_h=1.69$ L, $Q_h=1.45$ L/min, $K_{p,h}=2$ とし $f_b \cdot CL_{int}=3 \cdot Q_h$ とします．筋肉のパラメータは，$V_m=35$ L, $Q_m=0.75$ L/min, $K_{p,m}=2$ としてシミュレーションをします．血中濃度，肝臓中濃度，筋肉中濃度推移の計算結果を**図 5-7** に示しました．肝臓のみでは，血中濃度は1相性の消失でしたが，筋肉が加わることにより2相性の消失になりました．筋肉中濃度推移は投与50分後に最大濃度になっており分布に時間がかかっていることを示しています．このように分布に時間がかかる組織があるため血中濃度推移が，2相性，3相性の消失になるのです．筋肉が薬効のターゲット組織と考えると血中濃度とは異なった推移であり，血中濃度が薬効の指標にならないことになります．筋肉は分布容積の割に血流速度が小さいため，分布に時間がかかっているのです．ターゲット組織での推移の予測には生理学的モデルが必要になります．

d 経口クリアランス

次に，経口クリアランスについて，説明します．投与量を経口投与時の AUC で割ったものを経口クリアランスと呼んだりします．経口投与のデータしかない場合は，この値だけで考察しなければなりません．ではこの値は何を表しているか考えていきましょう．

生理学的モデルで考える場合には，血液中濃度ベースに変換する必要があります．血漿中濃度推移から求めた CL/F を R_b で割ると血液ベースになります．

$$\frac{CL_p}{R_b} = \frac{Dose}{AUC_{po} \cdot R_b} = \frac{CL}{F} = \frac{CL_h + CL_r}{F_a \cdot F_g \cdot F_h} \tag{5-17}$$

F_a は吸収率，F_g は小腸アベイラビリティ，F_h は肝アベイラビリティです．小腸アベイラビリティは小腸から吸収されて，門脈中に現れた割合です．吸収が，100％でも代謝されて門脈中には80％しか移行しなければ，F_g は0.8ということになります．肝アベイラビリティも肝臓を通過した割合です．バイオアベイラビリティ F は，F_a と F_g と F_h の積となります．F_g が0.8，F_h も0.8なら F は0.64になるということです．小腸代謝の寄与はあまりないと考えられてきましたが，CYP3A4で代謝される薬物の一部が小腸で代謝されることがわかってきました．直接評価することができないので，明確に小腸代謝があるとはいえないのです．グレープフルーツジュースで相互作用がある薬物は，小腸で代謝されている可能性が高いです．小腸代謝について書いていますが，薬全体からみれば一部です．小腸代謝については，成書[11]を参考にしてください．

経口クリアランスの話に戻ります．尿にほとんど排泄されない，吸収が100％，小腸の初回通過代謝がないというケースでは，well-stirredモデルでは以下の簡単な式になります．

$$\frac{Dose}{AUC_{p,po}} = f_p \cdot CL_{int} \tag{5-18}$$

$$\frac{Dose}{AUC_{b,po}} = f_b \cdot CL_{int} = \frac{f_p}{R_b} \cdot CL_{int} \qquad (5\text{-}19)$$

$AUC_{p, po}$ は血漿中濃度での AUC，$AUC_{b, po}$ は血中濃度の AUC です．R_b は一般的には 0.55～2 の範囲です．この範囲で $f_b \cdot CL_{int}$ を求め，血流速度と比較すれば，F_h をある程度評価できます．少し極端な例と思われるかもしれませんが，最近開発される化合物は脂溶性が高く，尿に未変化体で排泄されるものが少ないので，この関係で解釈することができます．7章で，この関係を使うので紹介しました．

2 モーメント解析

a モーメント解析とは

　モーメント解析とは薬物の体内動態を巨視的にとらえ，時間的ひろがりを持った確率過程 stochastic process と考えて記述しようというものです．この解析法は，1章で説明したように評価に関しては最強の解析法です．どんな動態に対してもパラメータを求めることができます．しかし，評価だけですので，予測に関してはコンパートメントモデル，生理学的モデルを使わなければなりません．また，算出されるパラメータも血漿中濃度-時間曲線下面積（AUC）と平均滞留時間（MRT）までで，VRT まで精度よく求めることは難しいので，実質2つのパラメータのみになります．コンパートメントモデルのところでも述べましたが，MRT が添付文書に載っているのは極めてまれでしょう．3章で説明しましたが，AUC にクリアランスを掛けると量になりますから，AUC の大小は量の大小を表します．静脈内投与後の AUC と経口投与時の AUC の比からバイオアベイラビリティを求めるのはこのためです．MRT は薬物の分子が体内に平均どれくらい留まるかを表しています．長ければ，体内に長く存在していることになります．モーメントパラメータは次に示すように，台形公式，対数台形公式により，実測値をその

まま使って計算します．モデルによらない解析法ですので，添付文書に載っている AUC は，この方法で求めた AUC で，コンパートメントモデルで求めたパラメータから計算したものではありません．これは厚生労働省からの通知[12]に，モデルによらない方法で求めるように記載されているからです．コンパートメントモデルはモデル依存的なパラメータになるため，解析者の力量により異なる可能性があるためでしょう．モーメント解析は，モデル非依存ですので，ある程度の知識があれば，誰が計算しても変わらない結果が得られます．実際，この解析が多く行われていますが，目にするのはまれというのはとてもおかしな気がします．この解析法が十分に理解されていないためかもしれません．ただし，静脈内投与のパラメータとして，分布容積が記載されている場合は，これはモーメント解析で求めた定常状態分布容積である可能性が高いです．分布容積は 4-21 式（p. 46）で求めることができるからです．

b パラメータの算出方法

AUC，MRT を簡単に計算するには，台形公式あるいは対数台形公式を用いて計算します．薬物の消失は 1 次速度で起きますので，直線的に減少しません．図 5-8 に示すように，台形公式を用いると大きめに計算

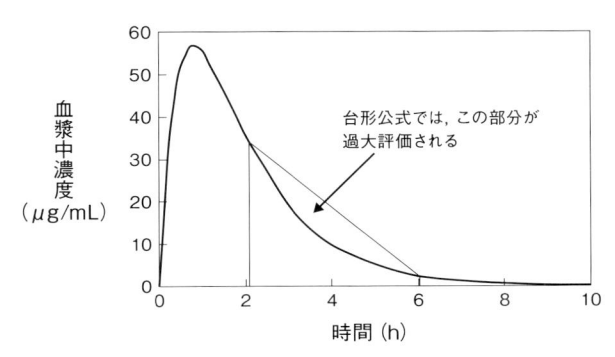

図 5-8 台形公式による計算誤差

されてしまいます．血漿中濃度が増加する場合は，台形公式を，減少するときは，対数台形公式を使って計算するのがよいです．以下に t_i 時間から t_{i+1} 時間の対数台形公式による AUC と $AUMC$（モーメント曲線下面積）の計算式を示します．

台形公式

$$AUC_{t_i}^{t_{i+1}} = \frac{(t_{i+1} - t_i) \cdot (C_{t_i} + C_{t_{i+1}})}{2} \tag{5-20}$$

$$AUMC_{t_i}^{t_{i+1}} = \frac{(t_{i+1} - t_i) \cdot (t_i \cdot C_{t_i} + t_{i+1} \cdot C_{t_{i+1}})}{2} \tag{5-21}$$

対数台形公式

$$AUC_{t_i}^{t_{i+1}} = \frac{(C_{t_{i+1}} - C_{t_i}) \cdot (t_{i+1} - t_i)}{\ln\left(\dfrac{C_{t_{i+1}}}{C_{t_i}}\right)} \tag{5-22}$$

$$AUMC_{t_i}^{t_{i+1}} = \frac{(t_{i+1} \cdot C_{t_{i+1}} - t_i \cdot C_{t_i}) \cdot (t_{i+1} - t_i)}{\ln\left(\dfrac{C_{t_{i+1}}}{C_{t_i}}\right)} - \frac{(C_{t_{i+1}} - C_{t_i}) \cdot (t_{i+1} - t_i)^2}{\ln\left(\dfrac{C_{t_{i+1}}}{C_{t_i}}\right)^2} \tag{5-23}$$

外挿部分の計算は以下の式で行います．C_t は最終測定時間での濃度です．

$$AUC_{t-\infty} = \frac{C_t}{k_{el}} \tag{5-24}$$

$$AUMC_{t-\infty} = \frac{t_n \cdot C_t}{k_{el}} + \frac{C_t}{k_{el}^2} \tag{5-25}$$

MRT は以下の式で計算します．

$$MRT = \frac{AUMC}{AUC} \tag{5-26}$$

AUC，$AUMC$ は無限時間まで計算するので，最終測定時間以降の AUC，$AUMC$ を外挿して求めます．この際，k_{el} が必要なため，k_{el} を求めます．この k_{el} から半減期を求めることが多いので，添付文書に載っ

ている半減期は，最終相の半減期になります．

　経口投与したときのMRTと静脈内投与した時のMRTの差は，平均吸収時間として，吸収の評価に使えたりします．色々モーメント解析も動態解析に使えるのですが，残念ながら添付文書にはAUC以外，ほとんど記載されていません．本書では，モーメント解析については，ここまでに留めます．さらに理解したい方は成書[1〜5]を参照してください．

6章 薬物間相互作用

　薬物間相互作用としては，薬力学的なものと薬物動態によるものがあります．薬力学的なものというのは，薬物の併用により作用自体の増強，減少が現れるもので，薬物動態によるものというのは，一方の薬物により他方の薬物の代謝や排泄が阻害や誘導され，薬物の血漿中濃度の増加や減少により，作用の増強・減少がみられるものです．本書は，薬物動態に関するものですので，薬物動態の相互作用について説明していきます．

　薬物が吸収，分布，代謝，排泄されるのはご存知のことと思います．これらのすべての過程で相互作用があります．もっとも問題になるのが，代謝の相互作用ですので，本章では代謝の相互作用について説明していきます．

1　酵素阻害

　1つの薬物が代謝酵素を阻害することにより，もう一方の薬物の濃度が上昇し副作用を起こすことがあります．添付文書にも相互作用について記載されています．相互作用により副作用が危惧される場合は，併用禁忌になっています．ここでは，代謝酵素を阻害する薬物を阻害剤，それにより影響を受ける側の薬物を被相互作用薬と呼びます．阻害剤により代謝酵素が半分になった場合の，被相互作用薬の血漿中濃度を図6-1に示しました．被相互作用薬の性質により2つのパターンになります．

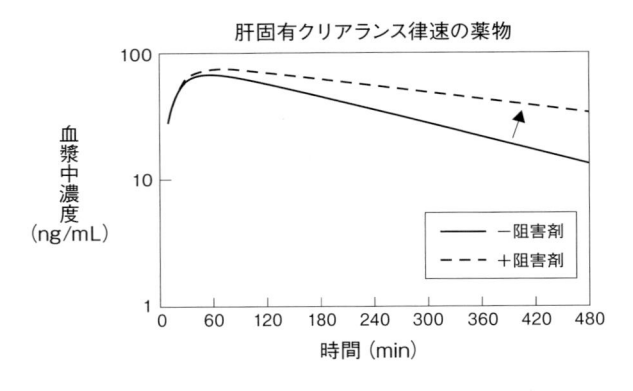

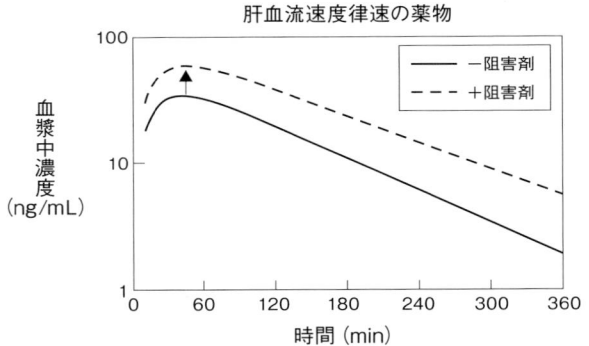

図6-1 代謝酵素阻害による被相互作用薬の血漿中濃度推移の変化

　肝固有クリアランス律速の薬物ではC_{max}の変化は小さく，半減期が延長します．この場合，最大効果は変わりませんが，効果の持続時間が変わります．半減期の延長により，反復投与を繰り返すことで蓄積する薬物もあります．AUCが副作用の指標になっている薬物では，AUCの増加がみられますので，副作用が発現する可能性が高くなります．安全域が狭く，血漿中濃度のトラフ値をモニターする薬物では要注意です．もう1つの肝血流速度律速の薬物は，初回通過代謝の阻害がありますので，C_{max}の上昇があります．半減期の延長は比較的少ないです．当然AUCも増加します．実際，多く報告されているタイプの相互作用はこちらの

ケースです．C_{max} の上昇がみられますから，血漿中濃度が薬効や副作用の発現に関係する薬物では，薬効の過剰発現や副作用を引き起こすことがあります．多くの薬物を代謝する CYP3A4 という代謝酵素は小腸にもあり，一部の薬物は小腸でも代謝されるため，小腸での初回通過代謝が阻害されると，肝臓の阻害に加え小腸の代謝も阻害されるため，ダブルの阻害で C_{max} がかなり上がります．Ca 拮抗剤やベンゾジアゼピン薬では，5 倍以上 C_{max} が上がるものもあります．被相互作用薬が小腸代謝を受けるかどうかは，グレープフルーツジュースで相互作用が起きるかどうかをみればわかります．グレープフルーツジュースは，小腸での代謝のみ阻害していることが報告されています．被相互作用薬の添付文書やインタビューフォームに CYP3A4 で代謝されるので，グレープフルーツジュースで血漿中濃度が増加する可能性があると記載されることもあるようです．CYP3A4 で代謝されるすべての薬物が小腸代謝を受けるわけではないということも気に留めておいてください．

相互作用の程度について考えていきましょう．代謝酵素の活性は 6-1 式で表されます．V_{max} は最大代謝速度，K_m はミカエリス定数といいます．C は対象となる被相互作用薬の濃度です．$K_m \gg C$ のとき 6-2 式になります．

$$v = \frac{V_{max} \cdot C}{K_m + C} \tag{6-1}$$

$$v = \frac{V_{max} \cdot C}{K_m} \tag{6-2}$$

この条件で，阻害剤が一緒にあった場合は，6-3 式で示すように酵素活性は，$1+I/K_i$ 分の 1 に低下します．I は酵素の近くの阻害剤の濃度 K_i は阻害定数というものです．

$$v = \frac{V_{max} \cdot C}{K_m \cdot \left(1 + \dfrac{I}{K_i}\right)} \tag{6-3}$$

ここで注目してほしいのは，被相互作用薬がなんであろうと，$1+I/$

K_i 分の 1 に低下するということです．速く代謝されるもの，代謝が遅いもの，どれも $1+I/K_i$ 分の 1 に低下するということは，阻害剤が 1 つの被相互作用薬を阻害したならば，他の被相互作用薬の代謝も阻害するということです．代謝速度が低下するということは，肝固有クリアランスも低下します．被相互作用薬の AUC の上昇率を考えてみましょう．最大の上昇率は，1 つの代謝酵素で代謝され，代謝でのみ消失する場合です．5 章の 5-18 式（p. 67）を思い出してください．この式で考えていきます．阻害剤が共存したときの AUC を AUC（$inhibitor$）とします．阻害剤の濃度も最大の濃度がずっと続いている場合で考えます．そうすると以下の 6-4 式で計算できます．

$$\frac{AUC(inhibitor)}{AUC(control)} = \frac{Dose}{f_p \cdot CL_{int}(inhibitor)} \cdot \frac{f_p \cdot CL_{int}(control)}{Dose}$$

$$= \frac{Dose}{f_p \cdot \dfrac{V_{max}}{K_m \cdot \left(1+\dfrac{I}{K_i}\right)}} \cdot \frac{f_p \cdot \dfrac{V_{max}}{K_m}}{Dose} = 1 + \frac{I}{K_i} \tag{6-4}$$

いかがですか？ 結構簡単な式になりました．ただし，この式は最大の上昇率になるようにしています．この式で増加しなければ，相互作用がないと予測されますが，逆は必ずしもそうとはいえません．増加すると予測されても，増加しないこともあります．尿中排泄があったり，他の代謝酵素でも代謝されれば，あまり増加しません．例えば，肝固有クリアランス律速の薬物で，CYP3A4 と CYP2C19 で 1：1 の割合で代謝される場合，100％ CYP3A4 が阻害されても，AUC は 2 倍にしか増加しません．相互作用により AUC の増加が著しいものは，ほぼ単代謝の薬物です．薬物が，複数の代謝酵素で代謝される方がよいのはこのためです．

　ここまでの阻害の話は，2 つの薬物が互いに 1 つの代謝酵素を取り合うことにより起こる競合阻害です．阻害剤がなくなれば，この阻害はな

くなります．しかし，なくならない阻害形式のものもあるのです．これは不可逆阻害というもので，阻害剤が代謝されて，生成した代謝物が酵素に結合してしまい，酵素活性がなくなってしまうというものです．Mechanism-based inhibition（MBI）とも呼ばれています．エリスロマイシンやクラリスロマイシンといったマクロライド系抗生物質などで知られています．この形式の阻害は，酵素が失活してしまうため，新しい酵素が合成されて元に戻るまで続きます．投与を止めてからも数日から1週間，阻害状態が続いてしまいます．競合阻害と思われていた相互作用が実は，こちらの形式の阻害であることもわかってきました．先ほど述べました小腸での相互作用のグレープフルーツジュースも実はこの様式の阻害と考えられています．AUCを5倍以上増加させる阻害剤の多くは不可逆阻害のものです．添付文書では阻害形式まで記載されていないため，注意が必要です．もう1つ，この不可逆阻害について注意しなければならないのは，阻害剤自体の血漿中濃度も増加することです．単回投与でも酵素が失活していき，AUCが投与量の増加に比例せず，それよりも大きくなります．いわゆる非線形現象です．代謝の飽和に類似した現象としてみえるのですが，酵素が失活するため，薬物が身体からなくなっても，阻害は残っているので，投与設計に影響を与えます．非線形を示す薬物の場合は添付文書で，阻害の項も目を通す必要があるでしょう．これも，それほど数が多いわけではありませんが，薬物動態として注意する点です．

2　酵素誘導

　代謝の相互作用にもう1つ，酵素誘導があります．毎日飲んでいたら薬が効かなくなる現象です．リファンピシンやフェノバルビタールといった薬物は代謝酵素を増やす作用を持っています．酵素誘導が起きた場合も，肝固有クリアランス律速と肝血流速度律速の薬物で異なります．阻害とちょうど逆の反応です．**図 6-2** をみてください．酵素活性が2倍

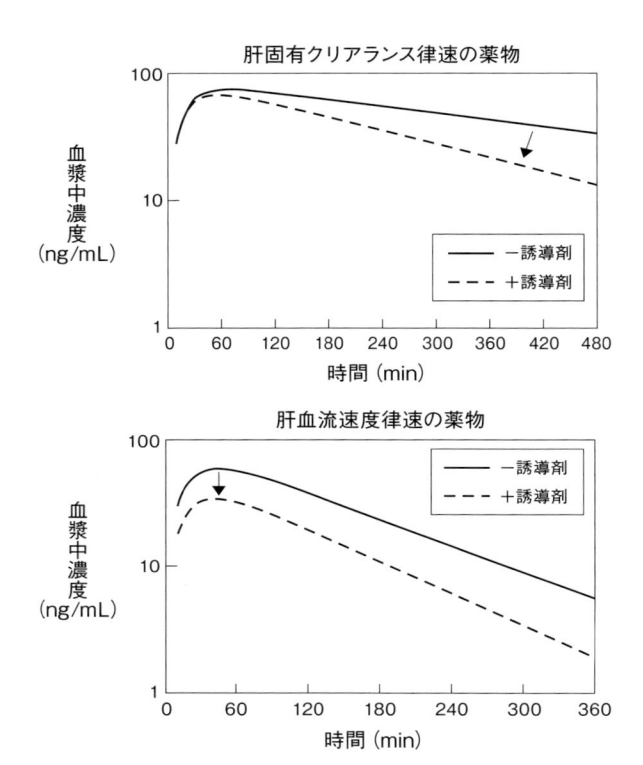

図6-2 代謝酵素誘導による被相互作用薬の血漿中濃度推移の変化

になった場合の被相互作用薬の血漿中濃度を示しました．肝固有クリアランス律速の薬物ではC_{max}の変化は小さく，半減期が短縮します．この場合，最大効果は変わりませんが，効果の持続時間が変わります．AUCが効果の指標になっている薬物では，AUCの低下がみられますので，薬効が消失する可能性が高くなります．免疫抑制剤が効かなくなり，拒絶反応が現れると大変です．もう1つの肝血流速度律速の薬物は，初回通過代謝の亢進がありますので，C_{max}が低下します．半減期の変化は比較的少ないです．当然AUCも低下します．小腸のCYP3A4も誘導されますから，肝臓の誘導に加え，小腸の代謝も増加するため，ダブルの誘導でC_{max}とAUCがかなり下がる薬物があります．

7章 添付文書を読み解く

　この章が，皆さんに一番読んでいただきたい章です．実際の添付文書，インタビューフォームを読みました．そのままでは，これらの情報から，薬物の動態特性を理解するのは難しいのではないかと思います．代表的な記載例を**表 1-1**（p. 2）に示しました．大体皆さんが目にする薬物動態パラメータはこんな感じではないでしょうか．これをみて，最高血漿中濃度に達するのに投与後1時間で，その濃度は＊＊ ng/mL で，その後，何時間でなくなるかをみているのだと思います．**図 1-1**（p. 2）のような図をよくみますが，副作用域に達せず，有効域を推移していることを確かめているのです．しかし，有効域，副作用域がよくわかっている薬はかなり少ないというのが現状ではないでしょうか．治療で用いられている用量で有効域に達し，副作用域にはなっていないであろうとして理解しているのだと思います．薬物動態は薬効，毒性の関係を説明するために使われるので，この考え方はきわめて重要です．

　では，この薬は，肝固有クリアランス律速で消失するのか，血流律速で消失するのか，薬物間相互作用を受けやすい薬かそうでないのか，吸収がよいのか悪いのか，蓄積するのかしないのかなど，このままでは十分な知識がないと読み取れないと思います．この章では，さらに薬物動態情報を有効に使うため，薬物動態特性を読み解く方法を紹介していきたいと思います．

1　薬物動態パラメータを読み解く前に

　実際の添付文書の薬物動態パラメータを読み解く前に，簡単に読み解くための道具について説明します．1次吸収1-コンパートメントモデルで考えていきます．

　最高血漿中濃度到達時間（$T_{\max}$）は，以下の4-12式で表されます．

$$T_{\max} = \frac{\ln \dfrac{k_a}{k_{el}}}{k_a - k_{el}} \tag{4-12}$$

　$T_{\max}$と半減期（$t_{1/2}$）から吸収速度定数（k_a）を求めることができます．それをグラフ化したのが図7-1です．この図から大体の値が読み取れるはずです．例えば，$t_{1/2}$が4時間で，$T_{\max}$が1時間の場合，k_aは3 h^{-1}

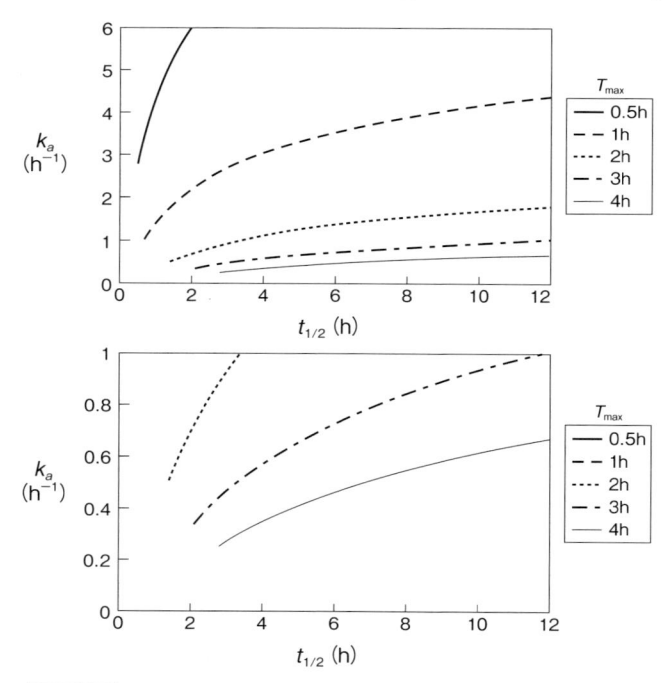

図7-1　$T_{\max}$と半減期からのk_aの簡易評価

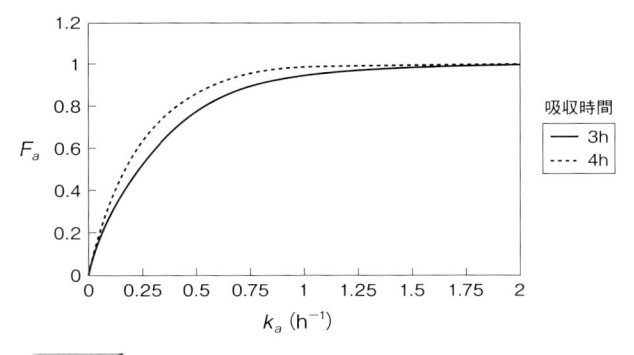

図7-2 k_a と F_a との関係

と評価できるわけです．では，k_a が 3 h^{-1} というのはどう考えればよいのでしょうか？ ヒトの消化管で，薬物が吸収される部位は小腸と考えられており，ここを通過する時間は 3〜4 時間とされています[2,3]．吸収の予測式は以下の 7-1 式が使われます．

$$F_a = 1 - e^{-k_a \cdot t} \tag{7-1}$$

この式を使って，k_a と吸収時間から F_a を予測すると**図7-2**になります．吸収時間として 3 時間と 4 時間の 2 つで予測しました．いかがですか？ k_a が 1 h^{-1} 以上で F_a はほぼ 1 です．完全に吸収されるということです．では，もう一度**図7-1**をみてください．大まかにいえば，$T_{\max}$ が 2 時間以内であれば，吸収はよいであろうということです．**図7-1**に $T_{\max}$ が 4 時間までしかないのは，吸収に要する時間が 4 時間といわれているからです．でも，これ以後に $T_{\max}$ が来るものもあります．吸収がまだ続いているということです．大腸でも吸収される化合物があります．吸収が続いているということからも吸収が遅いということはわかりますが，量としてはどうかという問題があります．吸収速度が遅いから F_a が小さいとはいえないのです．ゆっくり吸収されても 100％吸収されるかもしれません．$T_{\max}$ が 2 時間以内であれば，本当によいのかというのも完全にはいえないのです．小腸上部にトランスポーターがあり，下部に

7章　添付文書を読み解く

表 7-1 溶解性の指標

用 語	溶質 1 g または 1 mL を溶かすのに要する溶媒量	溶解度
きわめて溶けやすい	1 mL 未満	1 g/mL 以上
溶けやすい	1 mL 以上 10 mL 未満	0.1～1 g/mL
やや溶けやすい	10 mL 以上 30 mL 未満	0.033～0.1 g/mL
やや溶けにくい	30 mL 以上 100 mL 未満	10～33 mg/mL
溶けにくい	100 mL 以上 1000 mL 未満	1～10 mg/mL
きわめて溶けにくい	1000 mL 以上 10000 mL 未満	0.1～1 mg/mL
ほとんど溶けない	10000 mL 以上	0.1 mg/mL 以下

はないという場合では，上部だけで 100％吸収しきれないかもしれません．また，食事後投与すると T_{max} が遅くなることもよくみられます．色々例外はありますが，大まかにみて，T_{max} が 2 時間以内であれば，吸収が良好であると考えてよいでしょう．

T_{max} が 2 時間以内であれば，吸収が良好とみてよいのですが，これは溶けるのに問題がない場合です．溶解性については，表 7-1 に示す指標があります．これは原薬のものですが参考になるので，使ってください．アメリカでは，溶解性の指標に Dose number というものが使われています[13]．薬をコップ 1 杯の水で飲むとして 250 mL に仮に完全に溶けたときの濃度を，溶解度で割った値です．これが 1 以下であれば溶解性に問題がないと考えます．投与量が 250 mg の薬で「溶けにくい」であれば Dose number は，0.1～1 なので溶解性については問題ないと考えられます．Dose number を計算する場合は pH も考慮しますが，この溶解性は水なので厳密なことはいえません．また，Dose number が 1 より大きくても，溶けてすぐに吸収される薬物であれば，溶解性が問題にならない場合もありますので，あくまで指標と考えてください．

次に，最高濃度（C_{max}）から読み取る方法を示します．C_{max} は以下の 4-13 式で表されます．

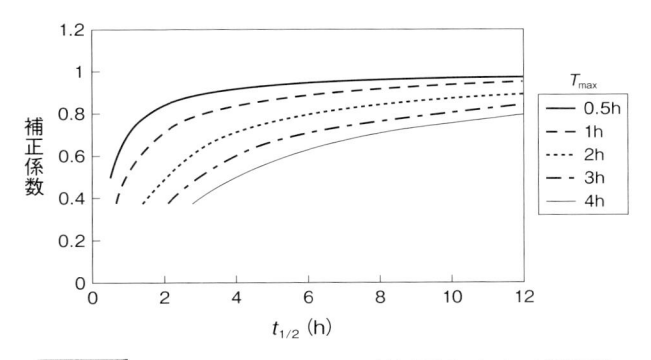

図 7-3 投与量と C_{max} からの V_d の簡易評価のための補正係数

$$C_{max} = \frac{F \cdot Dose}{V_d} \left(\frac{k_a}{k_{el}}\right)^{\frac{k_{el}}{k_{el}-k_a}} \tag{4-13}$$

$Dose$ は投与量です．この式を何に使うかというと，分布容積（V_d）についてです．この 4-13 式を以下のように変改します．

$$\frac{V_d}{F} = \frac{Dose}{C_{max}} \left(\frac{k_a}{k_{el}}\right)^{\frac{k_{el}}{k_{el}-k_a}} \tag{7-2}$$

投与量を C_{max} で割ってやって，k_a と k_{el} の関係式で補正してやれば，分布容積が評価できます．T_{max} と $t_{1/2}$ から k_a を評価していますから，T_{max} と $t_{1/2}$ で補正係数がどうなるか計算して，**図 7-3** に示しました．先ほどと同じで，$t_{1/2}$ が 4 時間の場合を考えましょう．投与量/C_{max} で 1 L/kg という値であったとき，T_{max} が 0.5 時間の場合は係数が 0.9 なので，V_d は 0.9 L/kg となります．T_{max} が 4 時間の場合では係数は 0.5 なので，V_d は 0.5 L/kg となります．

次に経口クリアランス（CL/F）ですが，これは投与量を AUC で割ったものです．この CL/F から代謝で主に消失する薬物の F の最大値が見積もれます．F_a が 1 の場合，F は肝アベイラビリティ（F_h）になります．F_a が 1 未満では，F_h が 1 のとき，F は F_a になります．したがって，F の最大値は F_a が 1 のときになります．そこで，F_a が 1 のときの F の値を**図 7-4** に示しました．横軸は，CL/F で血漿中濃度基準の値です．

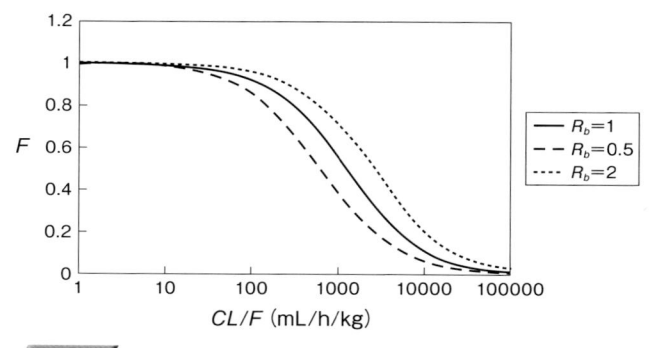

図7-4 CL/F と F との関係

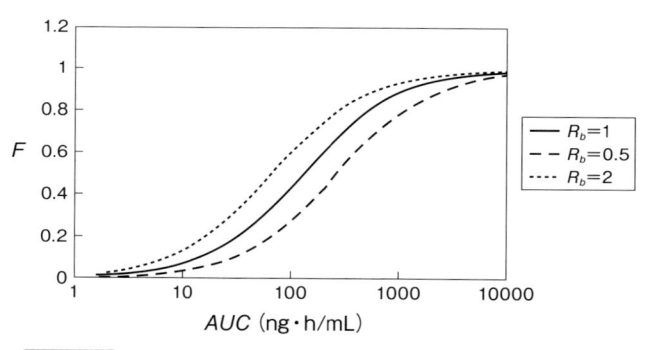

図7-5 AUC と F との関係（10mg投与の場合）

R_b 値が不明の場合が多いので，R_b が 0.5，1，2 と仮定して，3つの R_b 値で計算しました．R_b の最小値は，1 からヘマトクリット値を引いたものなので，0.5〜0.6 です．R_b 値が 0.5 の場合，CL/F が 1500 mL/h/kg 以上の数字の場合は，F は 30% 以下の可能性が高いとなります．250 mL/h/kg 以下では，肝固有クリアランス律速の薬物と判断できます．しかし，F は，図のライン以下としかいえないので，F が大きいかどうかは不明です．T_{max} が 0.5 や 1 時間であれば，吸収が良好である可能性が高いとみてよいでしょう．**図7-5** に AUC でみた場合と同様の図を作りました．10 mg の経口投与時で求めています．10 mg 投与した際の

図7-6 $t_{1/2}$ と蓄積係数の関係

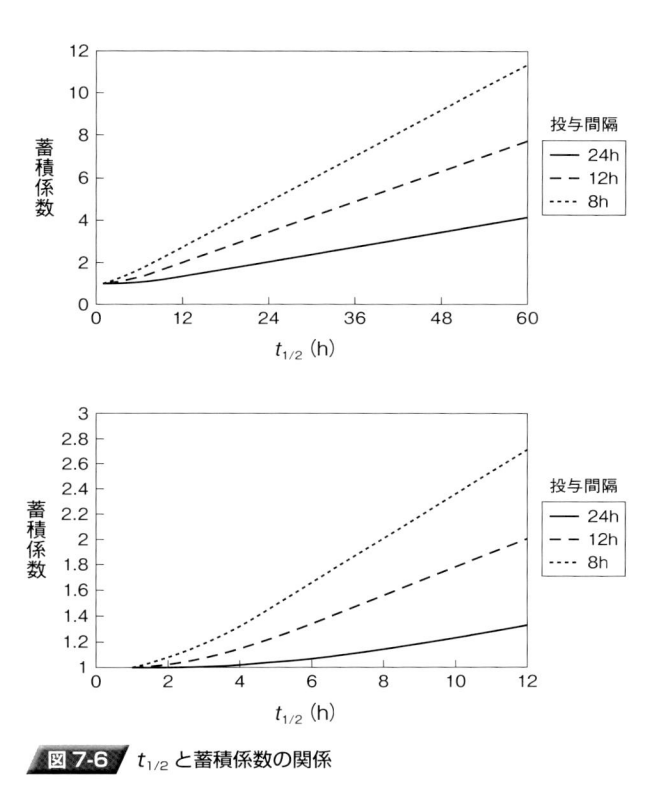

AUC が大体 100 ng·h/mL 以下の場合は，F が 30% 以下とみてよいようです．AUC でみた方がわかりやすいと思いますが，薬物速度論の本質を理解していただきたいので，今後の説明は主に CL/F でします．

さて，最後に蓄積性について考えましょう．皆さん，$t_{1/2}$ が長いと蓄積すると思われているでしょう．でも $t_{1/2}$ がどれくらいの時，どれくらい蓄積するか感覚的にわからないと思います．これも図でイメージしましょう．蓄積係数の式は以下の 7-3 式です．

$$R = \frac{1}{1-e^{-k_{el} \cdot \tau}} \tag{7-3}$$

τ は投与間隔です．これも $t_{1/2}$ でみていきましょう．**図 7-6** をみてく

ださい．投与間隔と $t_{1/2}$ が同じ場合に蓄積係数は2になります．定常状態では，投与直前の濃度（トラフ）が単回投与の2倍の濃度になるということです．血漿中濃度推移が指数関数になることはすでに4章で説明しました（p. 37）．この考えを蓄積係数でも考えればよいわけです．α 相の $t_{1/2}$ が4時間，β 相の $t_{1/2}$ が24時間の場合，1日1回投与では，α 相の部分については蓄積しません．β 相ではトラフの濃度が2倍になります．β 相の寄与率が小さければ，蓄積しているようにみえません．これらについても，これから示す例でみていきましょう．

　これからいくつか例を示しますが，体重当たりで計算する場合，日本人は60 kg，外国人は70 kgで計算します．分布容積などは，体重当たりでみた方がわかりやすいので，そうします．何度か計算する必要が出てしまうのですが，ご容赦ください．

2　添付文書を読み解く

添付文書例1　薬物A

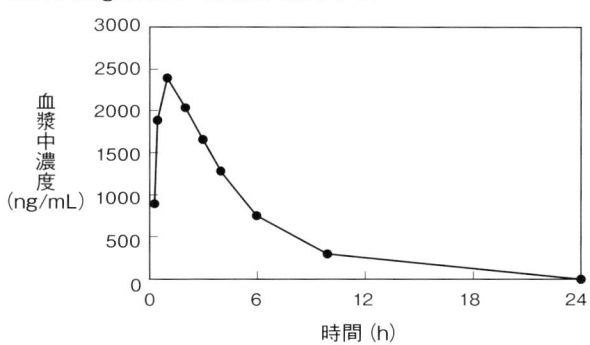

1回150mgを1日2～3回経口投与する．

[血漿中濃度(ng/mL)の時間推移グラフ：0～24時間]

◇150mgを健康成人に単回経口投与した際の薬物動態パラメータ

T_{max} h	C_{max} ng/mL	AUC ng・h/mL	$t_{1/2}$ h	V_d L/kg
1±0.3	2400±282	12365±510	3.15±0.3	0.92±0.07

Mean±SE（n=5）

- 投与24時間後までに，尿に未変化体として80％，2つの水酸化代謝物がそれぞれ約2％排泄された．
- 水にやや溶けにくい．
- 分配係数（pH7.0）：1

　まずは，薬物Aの添付文書の薬物動態に記載されているグラフと薬物動態パラメータからみていきましょう．薬物Aは150 mgを1日2～3回投与する薬です．単回経口投与したときのパラメータを表に示します．この薬物はパラメータが結構記載されています．なんと分布容積まで記載されています．添付文書により記載内容は異なります．最近の薬は結構書いてありますが，昔の薬はあまり書かれていません．できるだけ書

いていただきたいものです.

　最初に，分布容積について考えましょう．経口投与ですので，この分布容積は V_d/F ということになります．経口投与のデータだけから分布容積を求めることはできません．必ず，バイオアベイラビリティ（F）が入ります．では F はどの程度あるのでしょうか．投与 24 時間で 80% が未変化体で排泄となっていますので，少なくとも 80% はあります．代謝物も測定されていて，それぞれ 2% ありますから，F_a は 84% 以上です．なぜ以上かというと，他の代謝物もあるかもしれないし，胆汁に排泄されているかもしれないからです．F が 80% 以上ですので，この分布容積は V_d とみなしてもよいでしょう．1 L/kg よりもやや小さい程度ですので，組織にまんべんなく分布していそうです．では，投与量と C_{max} からの評価も行いましょう．投与量は 100 mg，C_{max} は 2400 ng/mL です．T_{max} が 1 時間，$t_{1/2}$ が 3.15 時間なので，**図 7-3**（p. 83）をみると補正係数は，約 0.8 です．では計算です．

$$\frac{V_d}{F} = \frac{150 \cdot 1000000000 \cdot 0.8}{2400 \cdot 60} = 833 \text{ mL/kg} \tag{7-4}$$

　パラメータの表の値が 0.92 L/kg なのでほぼ一致しています．この計算は体重を 60 kg と仮定しているという点，T_{max} が採血点に依存して正確でないかもしれないという点があるので，この程度の誤差は許容せざるをえませんが，有用な方法であることはおわかりいただけたと思います.

　次に，経口クリアランス（CL/F）を求めましょう．投与量が 150 mg で AUC が 12365 ng·h/mL です．単位をあわせて計算すると，CL/F は，150 mg/12.365 mg·h/L = 12.1 L/h です．R_b 値がわかりませんので，最小値の R_b = 0.55 として考えると，血液基準での最大値は 12.1/0.55 = 22 L/h となります．体重 60 kg とすると血流速度は 74.2 L/h です．100% 肝臓で消失すると仮定すると，肝抽出率は 22/74.2 = 0.30 と計算されます．代謝で消失するとしても，肝固有クリアランス律速の薬とみてよいでしょうし，初回通過代謝も 30% 以下とみなせます．では，簡

単に評価する方法として紹介した**図7-4**（p. 84）をみてください．CL/F は 12.1 L/h なので，60 kg で割ると，約 200 mL/h/kg です．250 mL/h/kg 以下ですので，肝固有クリアランス律速となります．尿に 80％排泄されるので，肝臓の代謝について，特に詳細にみなくてもよいと思われる人がいるかもしれませんが，練習のために記載しています．肝クリアランスのこの薬物の消失への寄与は小さいことはわかりますが，実際の大きさを評価してみましょう．CL/F は以下の 7-5 式で表せます．

$$\frac{CL}{F} = \frac{CL_h + CL_r}{F_a \cdot F_h} \tag{7-5}$$

これを well-stirred モデルで解くと，

$$CL_h = \frac{\dfrac{CL}{F} \cdot Q_h \cdot (F_a - f_e)}{F_a \cdot \dfrac{CL}{F} + Q_h} \tag{7-6}$$

となりますので，ここに数字を代入することにより，CL_h を求めることができます．ここで f_e は投与量に対する未変化体の尿中排泄の割合です．F_a と R_b は不明ですので，$F_a = 1$ として，R_b も，最低の 0.55 を使って計算すると 56.7 mL/h/kg となります．これが最大値です．ある仮定でしか求めることができませんが，それでも肝血流速度律速か肝固有クリアランス律速か評価することができるので，こういった計算も重要です．肝血流速度は 1236 mL/h/kg（20.6 mL/min/kg[14] を使用しています）なので，最大でも肝抽出率は，56.7/1236 = 0.046 です．初回通過代謝も小さいので，代謝阻害による薬物間相互作用も受けにくい薬物です．

次に，半減期（$t_{1/2}$）について考えましょう．この添付文書にあるグラフは片対数プロットではないので，消失が 1 相性か 2 相性かわかりません．それを確認しましょう．投与 1 時間後に 1600 ng/mL です．半減期が 3.15 時間なので投与 4 時間後に大体 800 ng/mL になっていればよいわけです．グラフをみてみると大体 800 ng/mL になっています．この薬物 A は 1 相性の消失とみて問題ないようです．AUC からも確認し

てみましょう．AUC の簡単な計算法を紹介します．

$$AUC = \frac{C_{\max} \cdot T_{\max}}{2} + \frac{C_{\max}}{k_{el}} = \frac{C_{\max} \cdot T_{\max}}{2} + \frac{C_{\max} \cdot t_{1/2}}{\ln 2} \quad (7\text{--}7)$$

この式で計算すると，2400・1/2＋2400・3.15/0.693＝1200＋10909＝12109 となります．パラメータの表の 12365 にほぼ一致しているので，1 相とみてよいでしょう．もし，2 相であれば，この単純計算では過大評価されます．では，この薬物は蓄積するでしょうか？ 1 日 2～3 回投与ですから 3 回で考えましょう．図 7-6（p. 85）をみてください．半減期が 3.15 時間ですから蓄積係数は 1.2 程度なので，あまり蓄積しないということになります．

吸収についてみていきましょう．F が 80％以上なので吸収は良好であることが示唆されますが，吸収速度定数（k_a）が記載されていません．この値を大まかにみる方法を図 7-1（p. 80）に示しました．最高血漿中濃度到達時間（$T_{\max}$）が 1 時間です．これをみるだけでも吸収は良好と判断できます．半減期は 3 時間なので，k_a は 2.5 h^{-1} 程度であることが図から読み取れます．吸収がよさそうなので気にすることはないかもしれませんが，吸収に関しては，薬物の溶解性と膜透過性を気にする必要があります．「水にやや溶けにくい」ということですので，溶解度は 10～33 mg/mL ということになります．投与量が 250 mL に溶けるかどうかが 1 つの指標として使われています．投与量が 150 mg なので 0.6 mg/mL ということになります．この値が溶解度よりも小さければ，溶解度が低いことによる吸収の悪さはないといえますが，溶解速度については議論できません．溶解速度についてはインタビューフォームに溶出試験が載っていますので，それをみてください．この薬物は吸収がよいので，溶解速度についても特に問題はないでしょう．

次に，尿中排泄についてみていきましょう．尿中に未変化体として 80％は排泄されていますので，この薬物は尿中排泄型の薬物ということになります．したがって，腎障害により消失が遅延します．高齢者は一般的に腎クリアランスが低下していますので，高齢者へ投与する場合は

腎機能により投与量を変更する必要があります．腎クリアランスについて考えてみましょう．24 時間で 80％排泄されています．これ以上排泄されるでしょうか？ 半減期から考察しましょう．T_{max} が 1 時間で，それから 23 時間経っています．半減期が 3.15 時間なので 7 半減期となります．7 半減期では，

$$\frac{1}{2} \times \frac{1}{2} \times \frac{1}{2} \times \frac{1}{2} \times \frac{1}{2} \times \frac{1}{2} \times \frac{1}{2} = \frac{1}{128} \tag{7-8}$$

となります．C_{max} の 1/128 の濃度まで低下していることになるので，これから排泄される量は 1％以下なので無視できるでしょう．では，計算です．投与量が 150 mg で，80％の排泄なので，120 mg 排泄されたことになります．これを AUC の 12365 ng・h/mL で割ってやると，120000000/12365＝9705 mL/h＝162 mL/min です．健康成人における糸球体ろ過速度（GFR）は 125 mL/min[14] です．血漿での非結合型分率（f_p）は 0.69 なので，$f_p \cdot GFR$ は，125・0.69＝86.3 mL/min となります．この薬物の腎クリアランスは，糸球体ろ過によるクリアランスの 2 倍大きいことがわかります．すなわち，この薬物 A は分泌があることを示しています．分泌がありますので，分泌を阻害する薬物を併用する場合は，半減期の延長がみられる可能性があります．分泌阻害をする薬物はそれほど多くはないと思いますので，添付文書の相互作用の部分をみて，確認してみてください．

　個体差についてみてみましょう．残念ながら，このパラメータの表では標準偏差でなく，標準誤差で示されています．ですから，標準誤差から標準偏差に変換しなければなりません．試験は 5 例で行われていますので，標準誤差に 5 の平方根の 2.236 を掛けたものが標準偏差になります．C_{max} の標準誤差は 282 なので標準偏差は 631 になります．CV 値でみると 631/2400＝0.263，26.3％です．ほかのパラメータについてもみていきましょう．AUC の CV 値はなんと 9.2％，半減期は 20.9％，分布容積は 18.3％です．5 例での結果ですが，AUC の個体差は極めて小さいことがわかります．おそらく，分布容積の個体差が C_{max} と半減期

に影響を与えていると考えられます．パラメータの CV 値が 20％程度ですので，正規分布と考えてよいでしょう．半減期の 95％の範囲を計算すると，20.9％・1.96 ＝ 40％なので ±40％の範囲です．1.9〜4.41 時間が半減期の範囲です．薬物 A の濃度の維持が重要な場合は，半減期が 2 時間のヒトには，3 回投与した方がよいでしょう．AUC が薬効に重要な場合は，個体差が小さいので，効かないヒトの割合は小さいと予想されます．

　1 つの添付文書の薬物動態パラメータを解説するだけで，ここまで書いてしまいました．結構，読み取れると思いませんか？　こんな感じで，さらに，いくつか例をみていきましょう．

添付文書例2　薬物B

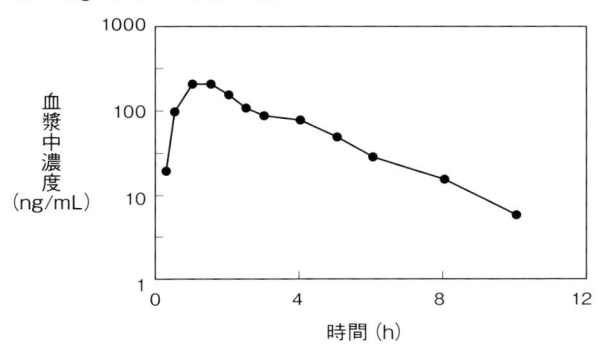

1回2mgを1日1～2回経口投与する．

[血漿中濃度（ng/mL）の片対数プロット，横軸 時間（h）]

◇2mgを健康成人に単回経口投与した際の薬物動態パラメータ

T_{max}	C_{max}	$t_{1/2}$
h	ng/mL	h
1	210±58	1.77

Mean±SD（n＝6）

- 尿中には代謝物のみ検出された．投与24時間までに尿に，2つの代謝物として投与量の45％が排泄された．
- バイオアベイラビリティは，ほぼ100％であった（外国人データ）．
- 水にほとんど溶けない．

　この薬物Bの血漿中濃度推移は片対数でプロットされています．添付文書を100以上みましたが，片対数でプロットされているものは珍しいのです．筆者は，こちらの方が助かります．ほぼ1相性の消失です．1時間で200 ngが7時間で1/10くらいになっています．3半減期で1/8になるので，半減期は2時間程度と考えられます．これは目分量なので，実測をみると，半減期が1.77時間です．目分量も大したものだと思いませんか？　この半減期であれば，1日2回投与してもほとんど蓄積しません．

この薬物の AUC が記載されていません．これも先に示した簡便法で評価しましょう．

$$AUC = \frac{C_{max} \cdot T_{max}}{2} + \frac{C_{max} \cdot t_{1/2}}{\ln 2} = \frac{1 \cdot 210}{2} + \frac{210 \cdot 1.77}{0.693}$$
$$= 641 \text{ ng·hr/mL} \quad (7\text{-}9)$$

尿中排泄がないと記載されていますので，代謝で消失していると考えられます．CL/F は $f_p \cdot CL_{int}$ になります．CL/F は，52 mL/h/kg です．**図 7-4**（p. 84）から肝固有クリアランス律速の薬物であることがわかります．代謝阻害による薬物間相互作用が起きた場合，肝初回通過代謝が小さいので C_{max} の増加は小さく，半減期の延長が起きる薬物です．CL/F が求められましたので，次に V_z/F を求めましょう．

$$\frac{V_z}{F} = \frac{\frac{CL}{F}}{k_{el}} = \frac{\frac{CL}{F} \cdot t_{1/2}}{\ln 2} = \frac{52 \cdot 1.77}{0.693} = 133 \text{ mL/kg} \quad (7\text{-}10)$$

極めて小さい容積として計算されました．C_{max} からも計算してみましょう．

$$\frac{V_d}{F} = 2 \text{ mg} \times 0.7 \div 210 \text{ ng/mL} \div 60 \text{ kg} = 111 \text{ mL/kg} \quad (7\text{-}11)$$

ほぼ一致していますね．AUC の計算もそれほど間違っていないということでしょう．V_z/F がこれほど小さいということは，F が高いことが示唆されます．なぜかというと，細胞外液は 200 mL/kg です．細胞にまで移行しなくても，この容積にしかなりません．F が小さくなると，V_z/F は大きくなるのです．今回の値は最低値に近いので，F は高いと推定されるのです．細胞外液の容積よりも小さいということは，タンパク結合率がかなり高く，組織中のタンパク量に依存した分布になっていると考えられます．

次に，吸収についてみてみましょう．尿に代謝物が 2 つで 45% が排泄されています．吸収率は 45% 以上ということです．T_{max} が 1 時間なので，k_a は 1 h^{-1} 以上ですから，吸収は良好と考えられます．また，V_z/F

で書きましたが，小さな V_z/F であったことも，よいことを示唆していました．この薬物は，外国人データで F が 100％ と記載されているので，F はわかっているのですが，記載されていない場合は，このように薬物動態パラメータを読んで，考察していくわけです．2つの代謝物以外は，他の代謝物になっているのか，胆汁に排泄されているのかは，この添付文書の記載だけではわかりません．

　個体差については，C_{max} にのみ標準偏差が記載されているだけですので，C_{max} しかわかりません．CV 値が 27％ ですので，特に大きいとはいえない数字です．2章の**図 2-6** または**表 2-2** で 30％ のところをみてください（p. 22）．90％ 信頼限界が，1.62 です．10人中9人が平均値の 1.62 倍の範囲ということです．C_{max} が重要であれば，これだけでよいのですが，もう少し情報があった方がよいでしょう．

添付文書例3　薬物C

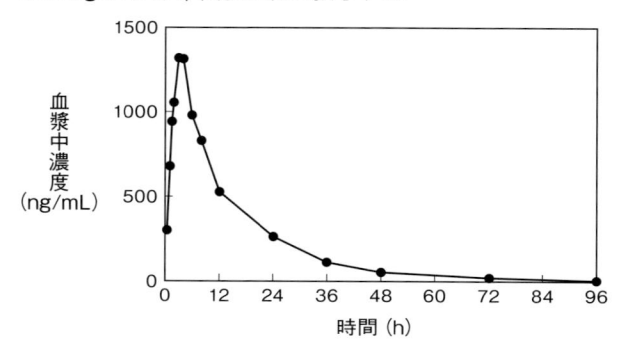

300mgを1日1回，食後に経口投与する．

◇300mgを健康成人（外国人）に単回経口投与した際の薬物動態パラメータ

T_{max}	C_{max}	AUC	$t_{1/2}$
h	ng/mL	μg・h/mL	h
3±1	1311±518	19.7±9.3	15.1±2.8

Mean±SD (n=6)

- 7日間までに未変化体として投与量の5%が尿中に排泄された．
- バイオアベイラビリティは，ほぼ100%であった（外国人データ）．
- タンパク結合率：95%（アルブミン，$α_1$-酸性糖タンパクに結合）
- 水に極めて溶けやすい．

　3つめの例です．この薬物Cの薬物動態パラメータは一般的なものです．投与量は300 mgと多いですが，「水に極めて溶けやすい」ので溶解性については問題なさそうです．バイオアベイラビリティも100%なので，吸収も初回通過代謝も問題ないでしょう．では半減期からみていきましょう．半減期は15.1時間です．でもちょっと待ってください．T_{max}は3時間で，1311 ng/mLです．グラフをみると，4時間後もほぼ同じです．しかし，12時間後をみてください．大体600 ng/mLではないですか！8時間で半分以下になっています．ということは，ここでの

半減期は8時間以下ということです．これは，2相性の消失のようです．簡便法でAUCを計算してみましょう．

$$AUC = \frac{C_{\max} \cdot T_{\max}}{2} + \frac{C_{\max} \cdot t_{1/2}}{\ln 2} = \frac{3 \cdot 1311}{2} = \frac{1311 \cdot 15.1}{0.693}$$
$$= 30532 \text{ ng·hr/mL} \tag{7-12}$$

30.5 μg·h/mLということで，パラメータの表の19.7 μg·h/mLよりも過大評価されており，1相性で消失しているとはいえない結果です．もう1つ1相性の消失でないということをみてみましょう．V_z/Fです．AUCから計算すると，300000/19.7/0.693・15.1/70 = 4740 mL/kgです．$C_{\max}$からも計算してみましょう．300000/1.311/70 = 3269 mL/kgで，補正係数を入れなくても，こちらの計算の方が小さいです．α相の半減期がわからないので，4〜8時間として補正係数をみると，$T_{\max}$が3時間ですので，0.6〜0.8くらいです．1961〜2615 mL/kgですから，V_z/Fと2倍程度の差があります．2相性の消失をしていることが，ここからもわかります．24時間値が約250 ng/mLで36時間値がその半分のようにみえます．ということは半減期が12時間ということです．投与24時間後からβ相がみえ始めていると考えられます．この半減期では，1日1回投与すると，1.5倍程度増加するということです．24時間値が250 ng/mLくらいなので，1.5倍ということは，375 ng/mLです．$C_{\max}$にもこの分が上乗せされるでしょう．CL/Fがまだでしたね．AUCのCV値が50％位あるので，対数正規分布と考えたほうがよいのですが，**図2-5**（p. 20）をみると，1.2倍程度の違いなので，平均値は変換せずに計算しましょう．CL/Fは，300000/19.7/70 = 218 mL/h/kgとなります．**図7-4**（p. 84）をみると，少し初回通過代謝があるかもしれないという値ですが，Fがほぼ100％なので，R_b値が少し大きいのかもしれません．いずれにしろ，固有クリアランス律速の薬物とみてよいでしょう．尿中排泄率が5％なので，腎クリアランスは，300000/19.7/60・0.05 = 12.7 mL/minです．GFRが125 mL/minで，非結合型分率は0.05ですから，$f_p \cdot$ GFRは6.25 mL/minです．どうも分泌もありそうです．でも，

代謝型の薬物ですので，腎障害や分泌の阻害は気にすることはないでしょう．

次に，個体差をみていきます．CV 値を計算しましょう．C_{max}, AUC, 半減期の CV 値はそれぞれ，39.5％，47.1％，18.5％です．C_{max}, AUC は CV 値が大きいのに，半減期の CV 値は小さいです．これはどういうことでしょうか？ 一番考えやすいのは，血漿中濃度推移が平行移動しているということです．C_{max} が高い人が AUC も大きいということであれば，こういった現象がありえます．V_z/F が大きい人は，CL/F も大きいということです．体重が多ければ，分布容積もクリアランスも大きくなりますが，40％以上の個体差の大きさは半端ではありません．また**表 2-2**（p. 22）をみてください．CV 値 50％では，9 割の人が平均値の前後 2 倍にばらついています．体重はここまでばらつきません．F の個体差も，F が 100％なので個体差はないと考えてよいです．この場合，タンパク結合率の個体差の可能性が高いです．実は，この例のモデルとした薬物は $α_1$-酸性糖タンパク質（$α_1$-acid glycoprotein；AGP）に結合し，AGP の濃度と AUC に相関があるという論文もあります．この薬物 C の考え方は重要です．C_{max}, AUC が小さい人に，小さいから増量するとしたらどうなるでしょうか？ もし代謝の個体差なら増量する必要があるでしょうが，タンパク結合の個体差なら，非結合型の濃度と AUC の個体差は，半減期並みの小さい個体差ということになります．この場合，C_{max} と AUC が小さいからといって，増量すると非結合型の濃度と AUC は増加してしまい，毒性を発現する可能性があります．通常，血漿中濃度はタンパクに結合した濃度と非結合型の濃度の和で表されています．非結合型の濃度を考える必要がある例です．

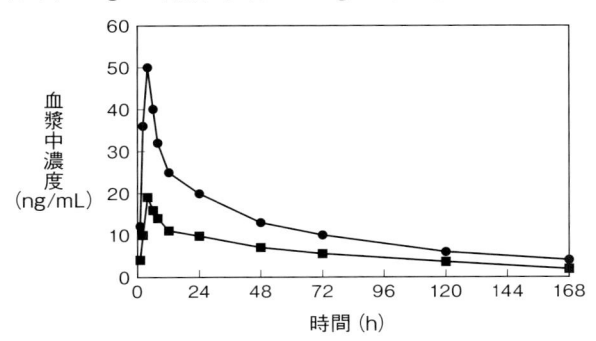

添付文書例 4　薬物 D

1日1回10mgから開始し，最大20mgまで経口投与する．

[血漿中濃度(ng/mL) vs 時間(h) のグラフ]

◇10および20mgを健康成人に単回経口投与した際の薬物動態パラメータ

Dose	T_{max}	C_{max}	AUC	$t_{1/2}$
mg	h	ng/mL	ng·h/mL	h
10 mg	4±1.4	19.0±4.0	1162±306	64.6±26.0
20 mg	3±1.5	50.0±17.4	2282±634	59.9±13.7

Mean±SD (n=6)

- 20mg単回投与した際，10日間までに未変化体として投与量の10％が尿中に，2％が糞中に排泄された．尿中に代謝物を含めると40％排泄された．
- 主にCYP3A4で代謝され，CYP2D6によっても代謝される．
- タンパク結合率：90％
- 水に溶けやすい．
- logP＝4

　4つめになります．これまでの例で，なんとなく，どのようにみていけばよいか，わかってきていませんか？　では続けましょう．この薬物Dの例では10 mgと20 mgの薬物動態パラメータが記載されています．複数の投与量の薬物動態パラメータがある場合は，線液性をみることになります．投与量が増えると，色々なことが起きます．いわゆる線形というのは，投与量の増加に比例してC_{max}，AUCが増加する，T_{max}，半減期，

MRT, CL/F, k_a が, 投与量が増えても変化しない状態を線形状態ということができます. この結果では C_{max} が多少比例から外れていますが, AUC はほぼ比例しています. C_{max} についても, それほど比例から大きく離れていないので, 誤差の範囲と考えてよいでしょう.

線形と考えれば, 1つの投与量の結果を詳細にみていけばよいのです. では, これまでと同じようにみていきましょう. 半減期は, 59.9時間ですが, 4時間の値が 50 ng/mL, 12時間がほぼ 25 ng/mL ですから, この部分の半減期は 8時間ということです. ということは, この薬物は, 少なくとも 2相性の消失をしているということです. 24時間値が 20 ng/mL で, 72時間値が 10 ng/mL 程度にみえますから, 24時間以降は β 相とみてよいでしょう. 24時間以降の AUC は

$$AUC_{24-\infty} = \frac{20 \cdot t_{1/2}}{\ln 2} = \frac{20 \cdot 59.9}{0.693} = 1728 \text{ ng·h/mL} \qquad (7\text{-}13)$$

となります. 全体の AUC が 2282 ng·h/mL なので, β 相が重要です. **図7-6**（p. 85）からすると1日1回投与で, トラフ値は4倍増加すると予想されます. 単回投与の24時間値が 20 ng/mL なので 80 ng/mL まで増加します. 半減期が十分長いので, C_{max} までにそれ以前の投与分の濃度の減少は大きくないため, 単純に考えて定常状態の C_{max} は 65 ng/mL と予想されます.

次に CL/F と CL_r を求めましょう. CL/F = 20000000/2282/60 = 146 mL/h/kg で, CL_r = 146・0.1 = 14.6 mL/h/kg です. **図7-4**（p. 84）をみてください. F は最大 80〜95％, 初回通過代謝は小さいとみてよいでしょう. CL_r は $f_p \cdot GFR$（= 0.1・125/60・60 = 12.5 mL/h/kg）とほぼ同じ値です. 分泌があるとはいえない数字です. T_{max} が 3〜4時間ですので, 吸収が極めてよいとはいえません. AUC の CV 値が 30％弱なので, 個体差がそれほど大きくなく, 吸収率が極めて悪いというわけではないと思われます. 吸収が悪いものも, 個体差が大きい傾向があります. 代謝物と未変化体が 40％排泄されているので, 吸収率は 40％以上としかここにあるデータからはいえません. ここで糞中に未変化体が 2％とい

うことに注目します．腸内細菌で代謝されると未吸収の薬物も代謝物になってしまうので，注意しなければならないのですが，糞中未変化体から吸収率を推測することもあります．総合的に判断して，この薬物も吸収率は高いでしょう．

　さて，分布容積についてです．V_z/F は，146・59.9/0.693＝10766 mL/kg です．もう1つの C_{max} からの計算では，20000000/50/60・0.8＝5333 mL/kg です．2相性の消失ですから，当然，違う分布容積として計算されます．どちらの容積をみても，この薬物Dの分布容積はかなり大きいことがわかります．長い半減期の原因は，分布容積が大きいことに起因しているのでしょう．

添付文書例5　薬物E

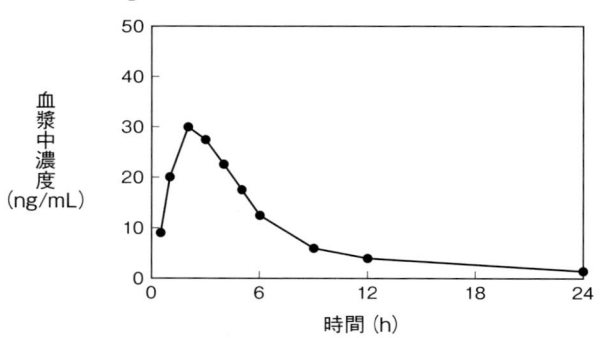

1回5〜10mgを1日2回経口投与する.

（血漿中濃度のグラフ：縦軸 血漿中濃度 (ng/mL) 0〜50、横軸 時間 (h) 0〜24. ピークは約2時間後に約30 ng/mL）

◇10mgを健康成人に単回経口投与した際の薬物動態パラメータ

	T_{max} h	C_{max} ng/mL	$t_{1/2}$ h	AUC ng・h/mL
本剤	2±0.3	30±3.2	7.76±0.6	212±27
標準製剤	2±0.4	29±3.1	7.59±0.8	206±29

Mean±SE (n=14)

- 主にCYP3A4で代謝される.
- 水にほとんど溶けない.

　この薬物Eはジェネリック医薬品です．ジェネリック医薬品の場合は，先行医薬品との同等性試験の結果が示されているケースが多いです．同等性試験では平均値の比の90％信頼区間が80〜125％という基準があります[8,9]．標準薬の AUC が 206 ng・h/mL なので，80〜125％の範囲というのは 165〜258 ng・h/mL ですから，まず平均値がこの範囲にあることが必要です．90％信頼区間が 80〜125％ にあることは，この結果からだけではわかりませんが，平均値に対しての基準であるため，このパラメータの表では SE で示しているのでしょう．では，個体差からみていきます．本剤の AUC の SD を求めると，27に例数の14の平方根を掛

けたものです．27・3.74 = 101 なので CV 値は，48％（101/212・100）です．少し個体差があります．CV 値 50％では，幾何平均と算術平均に差があるでしょうから，図 2-5（p. 20）をみると，幾何平均と算術平均の違いは，1.12 倍以下なので，このままの値で CL/F を求めましょう．$CL/F = 10000000/212/60 = 786$ mL/h/kg となります．図 7-4（p. 84）をみてください．R_b 値がわからないので，0.5〜2 の範囲と考えると，最大の F は 50〜80％の範囲です．F_a はどうか，T_{max} は 2 時間なので，それほどよくはないのですが，50％以下である可能性は低いでしょう．インタビューフォームをみると F_a が 90％以上，F が 50％とありました．この薬物は，初回通過代謝を受けているといえます．また，グレープフルーツジュースとの併用の注意もありますので，薬物間相互作用を受けやすい薬です．F が低いと個体差が大きくなりますので，これも一致しています．個体差が大きく，相互作用も受けやすい薬ですので，安全域が狭い場合は，注意が必要な薬です．このジェネリック医薬品の情報で気になるのは，個体差が他の相互作用の報告等に比べて小さい気がすることです．同等性を示すために，試験デザインを工夫しているせいでしょうか．私の気のせいかもしれません．続けましょう．消失をみてみると半減期がとても 7.76 時間にはみえません．投与 3 時間後が 28 ng/mL くらいです．半分の 14 ng/mL になっているのは，5.5 時間くらいでしょうか．半減期は 2.5 時間ですから 2 相性の消失ですね．9〜12 時間で半分になっているようにみえないので，この辺りから β 相でしょう．12 時間値は 4 ng/mL くらいでしょうか．12 時間以降の AUC は，4・7.76/0.693 = 44.8 ng・h/mL で全体の 21％です．1 日 2 回投与なので図 7-5（p. 84）からすると蓄積係数は 1.5 ですが，β 相の寄与率がそれほど大きくないので，定常状態でのトラフは 4 ng/mL の 1.5 倍の 6 ng/mL，定常状態の C_{max} は 36 ng/mL でしょうから，1.2 倍です．蓄積の影響はあまりないとみてよいでしょう．4 章でも話しましたが，α 相，β 相の寄与率により，蓄積の考え方も変わります．薬物 D は β 相がかなり効いています．AUC から求めた V_z/F は，8812 mL/kg です．C_{max} か

ら求めると，α相の半減期2.5時間の補正係数0.6を使って計算すると3333 mL/kgです．どちらの数字からみてもFが50％ですから，分布容積としてはやや大きめの薬物ということです．ここでは，尿中排泄のデータが記載されていないので，それを無視して解釈しています．この薬物は脂溶性が高く尿中に未変化体はほとんど排泄されないことがわかっているので，問題ないのですが，脂溶性が低く，タンパク結合率が低い薬物の場合は，尿中排泄も無視できません．

　添付文書では情報が不足しています．その場合はインタビューフォームをみてください．インタビューフォームにも書いていないことも結構ありますが，参考になることもあります．この製剤の溶出試験の結果をみると1時間で60％，2時間で80％の溶解でした．吸収が遅くみえたのは溶解速度が遅かったためと考察できます．今は，添付文書もインタビューフォームもインターネットでみることができる時代です．情報を十分に生かしてください．

添付文書例6　薬物F

1回1回20mgを経口投与する.

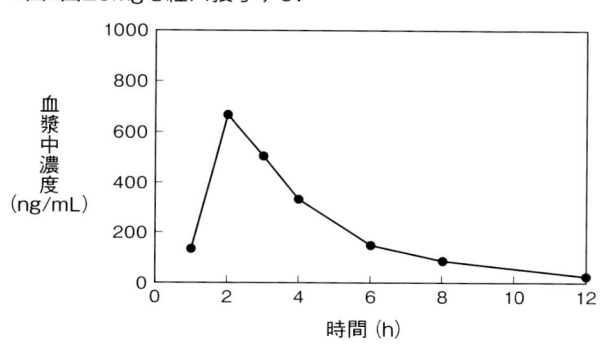

[血漿中濃度(ng/mL)の時間推移グラフ: 0〜12時間, 最大約670 ng/mL (2h付近)]

◇20mgを健康成人に単回経口投与した際の薬物動態パラメータ

T_{max}	C_{max}	$t_{1/2}$	AUC
h	ng/mL	h	ng・h/mL
2±0.3	667±207	2.15±1.4	2433±1468

Mean±SD (n=6)

- 主にCYP2C19, CYP3A4で代謝される.
- 尿に未変化体は検出されない.
- 水にほとんど溶けない.

◇20mgを健康成人に点滴静脈内投与した際の薬物動態パラメータ

代謝型	C_{max}	AUC	$t_{1/2}$
	ng/mL	ng・h/mL	h
EM (n=8)	1480±215	2941±882	1.51±0.39
PM (n=4)	1753±203	7000±767	4.02±0.68

Mean±SD

- EM：速やかに代謝する群
- PM：穏やかに代謝する群

最後の例になります．この薬物Fの大きな特徴は，個体差が大きいことです．C_{max} は31%の CV 値ですが，半減期は65%，AUC は60%の CV 値です．半減期の個体差が AUC の個体差に表れているようです．C_{max} の個体差が小さく，半減期に個体差が大きいということは，分布容積，吸収率，初回通過代謝に個体差が小さく，クリアランスに大きな個体差があると考えられます．ここで代謝酵素に目を向けると，主にCYP2C19で代謝されていると書いてあります．ここに注目します．CYP2C19には遺伝子多型があり，欠損している人が日本人では約10〜20%います．この遺伝子多型の影響により，大きな個体差がある可能性があります．この薬物は静脈内投与でも使われており，静脈内投与での添付文書では，遺伝を調べて代謝の速い人（EM；Extensive metaboliser）と遅い人（PM；Poor metaboliser）で血漿中濃度推移を調べています．EMの人は，PMの人の約半分の AUC です．半減期もPMはEMの2倍強です．C_{max} に大きな差はありません．点滴時間が不明なので，分布容積としてよいかわかりませんが，20 mg を C_{max} で割ると，13.5 L（EM），11.4 L（PM）です．体重当たり200 mL 程度で，結構小さい分布容積です．細胞外液の容積にまでしか分布していないと考えられます．ついでにクリアランスも求めると，6.8 L/h（EM），2.8 L/h（PM）で肝固有クリアランス律速と考えられます．半減期が変化するので，予想されたことではあります．経口投与の添付文書に記載されている試験の6人の中に遺伝子に変異をもった人（EMとPMは2つの遺伝子とも変異ありかなしです．1つの遺伝子のみ変異をもった中間の人もいます）が入っていると考えると，この薬物の半減期に大きな個体差があることが説明できそうです．では，もう一度，経口投与のデータをみてみましょう．吸収に関してですが，この薬物Fは，これまでの薬物と少し異なるようです．どこが異なるか，それは吸収が1次速度ではなさそうということです．0〜1時間の血漿中濃度の上がりと1〜2時間の上がりをみてください．1〜2時間の方が急ですよね．1次速度で吸収されるのであれば，一番最初が急で，だんだん傾きが緩くなる推移

になります．つまり，この薬物は，吸収までに時間がかかっているということです．胃から出るまでに時間がかかるか，溶解するのに時間がかかる場合に，このような推移を示します．この薬物は腸溶錠なので，溶けるのに時間がかかっています．ほかの例も少しラグタイムがありそうでしたが，この薬物が顕著でした．図7-1（p.80）の T_{max} と半減期から吸収速度定数を単純に評価するわけにはいかないのですが，それでも T_{max} が2時間ですので，吸収はよいとみてよいでしょう．図7-1を使う方法は，ラグタイムがあるとき吸収速度定数の評価に少し問題があります．当てはめ計算をする場合も気をつけてください．ラグタイムのあるモデルではうまく当てはまるのに，ないモデルでは全く当てはまらないケースがあります．このラグタイムの影響は AUC の簡便な計算法にも影響が出ます．2〜4時間で血漿中濃度は半分になっているため，このグラフは1相性の消失とみてよいので，AUC の簡便法を使って計算すると

$$AUC = \frac{C_{max} \cdot T_{max}}{2} + \frac{C_{max} \cdot t_{1/2}}{\ln 2} = \frac{667 \cdot 2}{2} + \frac{667 \cdot 2.15}{0.693}$$
$$= 2736 \text{ ng·h/mL} \tag{7-14}$$

となります．2433 ng·h/mL よりも約300 ng·h/mL だけ大きいですね．最初の2時間までの面積を台形法で計算すると，150・1/2＋(150＋667)・1/2＝75＋419＝494 ng·h/mL です．今は2時間までの三角形で計算しているので，この最初の部分の計算だけで173 ng·h/mL 過大評価しています．CL/F は137 mL/h/kg です．図7-4（p.84）をみてもらっても肝固有クリアランスの薬物です．静脈内投与のデータからもわかっていましたが，経口投与のデータだけからも肝固有クリアランスの薬物であることがわかります．V_z/F が424，C_{max} からの評価で V_d/F は 300 mL/kg となり，経口投与のデータからも分布容積が小さいことがわかります．この薬物の特性はわかったかと思います．代謝酵素の遺伝子多型により半減期が短い EM の人と長い PM の人がいますので，薬効に有効濃度の維持が大切か，AUC が大切かを考えて投与する必要が

あります．蓄積性については，1日1回投与で，長くても半減期4時間ですので，血漿中濃度の蓄積は，気にしなくてもよいでしょう．また，CYP2C19の阻害剤によりEMの人は大きな影響を受けるでしょうが，PMの人は影響を受けないので，薬物間相互作用の受け方も異なる点に注意する必要があるといえます．

　以上，6つの例を示しました．これらの例は，実際の薬物を参考にして作っていますが，実際の薬物とは一切関係がありません．添付文書の記載例として示しましたが，薬物動態パラメータの表は非臨床の試験でも同様の示し方だと思います．この添付文書の見方は，動物データでも同様にできます．動物における血流速度や糸球体ろ過速度といった生理学的パラメータ[14]を使って解釈をすればよいのです．

補　講

補　講　　ラプラス変換[2～5,10)]

　実際に微分方程式を解くことは，それほど多くはありませんが，考え方を理解するために有効ですし，実際に解くことがある人もいるかもしれませんので，少しだけ説明します．微分方程式を直接解くことは難しいので，簡単に解く方法としてラプラス変換があります（**表1**）．このラプラス変換を使って解く方法を説明しましょう．

　ラプラス変換の変換式は以下の式です．

$$f(s) = \int_0^\infty F(t) \cdot e^{-s \cdot t} dt = L\{F(t)\}$$

　$F(t)$ が原関数，$f(s)$ がそのラプラス変換式です．ラプラス変換には以下の3つの関係式があります．

$$L\{F_1(t) + F_2(t)\} = f_1(s) + f_2(s)$$

$$L\{a \cdot F(t)\} = a \cdot f(s)$$

$$L\left\{\frac{dF(t)}{dt}\right\} = s \cdot f(s) - F(0)$$

　微分方程式を解くには最後の式を使います．
　2-コンパートメントモデルで静脈内投与と経口投与の2つで考えます．まず，静脈内投与時の微分方程式を示します．

表1 ラプラス変換表

原関数	ラプラス変換関数
1	$1/s$
A	A/s
t	$1/s^2$
$A \cdot e^{-k \cdot t}$	$A/(s+k)$
$A \cdot t \cdot e^{-k \cdot t}$	$A/(s+k)^2$
$A/k \cdot (1-e^{-k \cdot t})$	$A/(s+k)/s$
$A/(b-a) \cdot (e^{-a \cdot t} - e^{-b \cdot t})$	$A/(s+a)/(s+b)$

$$V_1 \cdot \frac{dC_1}{dt} = -(k_{12}+k_{el}) \cdot V_1 \cdot C_1 + k_{21} \cdot V_2 \cdot C_2$$

$$V_2 \cdot \frac{dC_2}{dt} = k_{12} \cdot V_1 \cdot C_1 - k_{21} \cdot V_2 \cdot C_2$$

ここで,

$$V_2 = \frac{k_{12}}{k_{21}} \cdot V_1$$

なので,これを代入して整理します.

$$\frac{dC_1}{dt} = -(k_{12}+k_{el}) \cdot C_1 + k_{12} \cdot C_2$$

$$\frac{dC_2}{dt} = k_{21} \cdot C_1 - k_{21} \cdot C_2$$

これをラプラス変換します.

$$L\left\{\frac{dC_1}{dt}\right\} = s \cdot \tilde{c}_1 - C_0 = -(k_{12}+k_{el}) \cdot \tilde{c}_1 = k_{12} \cdot \tilde{c}_2$$

$$L\left\{\frac{dC_2}{dt}\right\} = s \cdot \tilde{c}_2 - 0 = k_{21} \cdot \tilde{c}_1 - k_{21} \cdot \tilde{c}_2$$

という関係式が得られたので,これを解きます.

$$\tilde{c}_2 = \frac{k_{21}}{s + k_{21}} \cdot \tilde{c}_1$$

$$s \cdot \tilde{c}_1 - C_0 = -(k_{12} + k_{el}) \cdot \tilde{c}_1 + k_{12} \cdot \frac{k_{21}}{s + k_{21}} \cdot \tilde{c}_1$$

$$\left(s + k_{12} + k_{el} - k_{12} \cdot \frac{k_{21}}{s + k_{21}}\right) \cdot \tilde{c}_1 = C_0$$

$$\left(\frac{s^2 + (k_{12} + k_{el} - k_{21}) \cdot s - k_{12} \cdot k_{21}}{s + k_{21}}\right) \cdot \tilde{c}_1 = C_0$$

$$\tilde{c}_1 = \frac{C_0 \cdot (s + k_{21})}{s^2 + (k_{12} + k_{el} - k_{21}) \cdot s - k_{12} \cdot k_{21}}$$

という式が得られました.

分母は 2 次方程式ですから,以下のように書き直します.

$$s^2 + (k_{12} + k_{el} - k_{21}) \cdot s - k_{12} \cdot k_{21} = (s + \alpha) \cdot (s + \beta)$$

$-\alpha$ と $-\beta$ は分母が 0 の時の解です.

$$\alpha = \frac{1}{2} \cdot [(k_{12} + k_{21} + k_{el}) + z]$$

$$\beta = \frac{1}{2} \cdot [(k_{12} + k_{21} + k_{el}) - z]$$

$$z = [(k_{12} + k_{21} + k_{el})^2 - 4 \cdot k_{el} \cdot k_{21}]^{\frac{1}{2}}$$

したがって以下のように書き換えられます.

$$\tilde{c}_1 = \frac{C_0 \cdot (s + k_{21})}{(s + \alpha) \cdot (s + \beta)}$$

この式を原関数に戻すには,変換表の形にする必要があります.

$$\tilde{c}_1 = \frac{A}{s+\alpha} + \frac{B}{s+\beta}$$

という形にもっていければよいことになります．

$$\tilde{c}_1 = \frac{C_0 \cdot (s+k_{21})}{(s+\alpha) \cdot (s+\beta)} = \frac{A}{s+\alpha} + \frac{B}{s+\beta}$$

両辺に $(s+\alpha)$ を掛け，s に $-\alpha$ を入れると

$$\tilde{c}_1 \cdot (s+\alpha) = \frac{C_0 \cdot (s+k_{21})}{(s+\alpha) \cdot (s+\beta)} \cdot (s+\alpha) = \frac{A}{s+\alpha} \cdot (s+\alpha) + \frac{B}{s+\beta} \cdot (s+\alpha)$$

$$\tilde{c}_1 \cdot (s+\alpha) = \frac{C_0 \cdot (-\alpha+k_{21})}{(-\alpha+\beta)} = A + \frac{B}{-\alpha+\beta} \cdot (-\alpha+\alpha) = A$$

となります．これを β でも行うと

$$A = \frac{C_0 \cdot (k_{21}-\alpha)}{(\beta-\alpha)} = \frac{Dose}{V_1} \cdot \frac{(k_{21}-\alpha)}{(\beta-\alpha)}$$

$$B = \frac{C_0 \cdot (k_{21}-\beta)}{(\alpha-\beta)} = \frac{Dose}{V_1} \cdot \frac{(k_{21}-\beta)}{(\alpha-\beta)}$$

となり，原関数に戻すと

$$C_1 = \frac{Dose}{V_1} \cdot \frac{(k_{21}-\alpha)}{(\beta-\alpha)} \cdot e^{-\alpha \cdot t} + \frac{Dose}{V_1} \cdot \frac{(k_{21}-\beta)}{(\alpha-\beta)} \cdot e^{-\beta \cdot t}$$

となります．

次に経口投与で考えます．

$$\frac{dX_a}{dt} = -k_a \cdot X_a$$

$$\frac{dC_1}{dt} = -(k_{12}+k_{el}) \cdot C_1 + k_{12} \cdot C_2 + \frac{F \cdot k_a \cdot X_a}{V_1}$$

$$\frac{dC_2}{dt} = k_{21} \cdot C_1 - k_{21} \cdot C_2$$

これらをラプラス変換します．

$$L\left\{\frac{dX_a}{dt}\right\} = s \cdot \tilde{x}_a - Dose = -k_a \cdot \tilde{x}_a$$

$$L\left\{\frac{dC_1}{dt}\right\} = s \cdot \tilde{c}_1 - 0 = -(k_{12} + k_{el}) \cdot \tilde{c}_1 + k_{12} \cdot \tilde{c}_2 + \frac{F \cdot k_a \cdot \tilde{x}_a}{V_1}$$

$$L\left\{\frac{dC_2}{dt}\right\} = s \cdot \tilde{c}_2 - 0 = k_{21} \cdot \tilde{c}_1 - k_{21} \cdot \tilde{c}_2$$

これを整理していくと

$$\tilde{c}_1 = \frac{F \cdot Dose}{V_1 \cdot (s + k_a)} \cdot \left[\frac{(s + k_{21})}{s^2 + (k_{12} + k_{el} - k_{21}) \cdot s - k_{12} \cdot k_{21}}\right]$$

となります．［　］内の式をみてください．上で示した静脈内投与の式を C_0 で割った値です．Dose をカッコ内に入れると，Dose で割った式となります．単位投与量を投与した際の式ということです．血漿中濃度推移を出力と考え，入力を経口投与での吸収と考えると，単位投与量当たりの式を伝達関数と呼びます．入力の関数を 0 次吸収とするとインフュージョンになります．ラプラス変換形では，入力関数と伝達関数を掛けることにより，出力関数を得ることができるのです．4 章で，1 つずつの指数関数に対して計算すればよいと説明したのは（p.52），この関係があるからです．

参考図書

1) 「薬物動態の基礎 はじめての薬物速度論」加藤基浩著，南山堂，2008
2) 「分子薬物動態学」杉山雄一，楠原洋之編，南山堂，2008
3) 「ファーマコキネティクス―演習による理解」杉山雄一，山下伸二，加藤基浩編，南山堂，2003
4) 「薬物動態学―基礎と応用」高田寛治著，じほう，2002
5) 「広義 薬物動態学」掛見正郎編，京都廣川書店，2009
6) 「バイオサイエンスの統計学」市原清志著，南江堂，1990
7) 「もう悩まない！ 論文が書ける統計」清水信博著，オーエムエス出版，2004
8) 「後発医薬品の生物学的同等性試験ガイドラインについて」医薬審発第487号，平成9年12月22日
9) Guidance for Industry：Statistical Approaches to Establishing Bioequivalence, Food and Drug Administration, 2001
10) 「薬物速度論の基礎―体内動態の考え方」粟津荘司，渡辺 淳著，廣川書店，1988
11) 「薬物の消化管吸収予測研究の最前線」杉山雄一監，メディカルドゥ，2010
12) 「医薬品の臨床薬物動態試験について」医薬審発第796号，平成13年6月1日
13) Guidance for Industry：Waiver of In Vivo Bioavailability and Bioequivalence Studies for Immediate-Release Solid Oral Dosage Forms Based on a Biopharmaceutics Classification System, 2000
14) Davies B, Morris T：Physiological parameters in laboratory animals and humans. Pharm Res. 10：1093-1095, 1993

式 一 覧

コンパートメントモデル

1-コンパートメントモデル

■静脈内投与

$$C = C_0 \cdot e^{-k_{el} \cdot t} \quad \text{(血漿中濃度推移)}$$

$$V_d = X_0 / C_0$$

$$CL = \frac{Dose}{AUC}$$

$$CL_r = \frac{X_u}{AUC}$$

$$t_{1/2} = \frac{\ln 2}{k_{el}} = \frac{0.693}{k_{el}}$$

$$\log C = \log C_0 - \frac{k_{el}}{2.303} t$$

$$X_u = \frac{k_r \cdot X_0}{k_m + k_r} \cdot (1 - e^{-(k_m + k_r) \cdot t}) \quad \text{(尿中排泄推移)}$$

■持続静脈内投与

$$C = C_{ss} \cdot (1 - e^{-k_{el} \cdot t}) = \frac{k_0}{CL} \cdot (1 - e^{-k_{el} \cdot t}) = \frac{k_0}{k_{el} \cdot V_d} \cdot (1 - e^{-k_{el} \cdot t})$$

■経口投与

〔単　回〕

$$C = \frac{F \cdot Dose \cdot k_a}{V_d(k_a - k_{el})} \cdot (e^{-k_{el} \cdot t} - e^{-k_a \cdot t})$$

$$T_{\max} = \frac{\ln \frac{k_a}{k_{el}}}{k_a - k_{el}}$$

$$C_{\max} = \frac{F \cdot Dose}{V_d} \left(\frac{k_a}{k_{el}}\right)^{\frac{k_{el}}{k_{el} - k_a}}$$

〔反復（定常状態）〕

$$C_{ss}(t) = \frac{F \cdot Dose \cdot k_a}{V_d(k_a - k_{el})} \cdot \left(\frac{e^{-k_{el} \cdot t}}{1 - e^{-k_{el} \cdot \tau}} - \frac{e^{-k_a \cdot t}}{1 - e^{-k_a \cdot \tau}}\right)$$

$$T_{ss(\max)} = \frac{1}{k_a - k_{el}} \cdot \ln \frac{k_a \cdot (1 - e^{-k_{el} \cdot \tau})}{k_{el} \cdot (1 - e^{-k_a \cdot \tau})}$$

2-コンパートメントモデル

■静脈内投与

$$C = \frac{Dose(k_{21} - \alpha)}{V_1(\beta - \alpha)} \cdot e^{-\alpha \cdot t} + \frac{Dose(k_{21} - \beta)}{V_1(\alpha - \beta)} \cdot e^{-\beta \cdot t}$$

$$= A \cdot e^{-\alpha \cdot t} + B \cdot e^{-\beta \cdot t}$$

$$\alpha = \frac{1}{2}(k_{el} + k_{12} + k_{21} + z)$$

$$\beta = \frac{1}{2}(k_{el} + k_{12} + k_{21} - z)$$

$$z = \sqrt{(k_{el} + k_{12} + k_{21})^2 - 4 \cdot k_{21} \cdot k_{el}}$$

$$k_{21} = \frac{A \cdot \beta + B \cdot \alpha}{A + B}$$

$$k_{el} = \frac{\alpha \cdot \beta}{k_{21}}$$

$$k_{12} = \alpha + \beta - k_{21} - k_{el}$$

$$V_{ss} = V_1 + V_2 = \left(1 + \frac{k_{12}}{k_{21}}\right) \cdot V_1$$

$$V_{d\beta} = \frac{CL}{\beta} = \frac{Dose}{AUC \cdot \beta}$$

■経口投与

$$\begin{aligned}
C &= \frac{F \cdot Dose \cdot k_a(k_{21} - \alpha)}{V_1 \cdot (k_a - \alpha) \cdot (\beta - \alpha)} \cdot e^{-\alpha \cdot t} \\
&+ \frac{F \cdot Dose \cdot k_a(k_{21} - \beta)}{V_1 \cdot (k_a - \beta) \cdot (\alpha - \beta)} \cdot e^{-\beta \cdot t} \\
&- \frac{F \cdot Dose \cdot k_a \cdot (k_a - k_{21})}{V_1 \cdot (\alpha - k_a) \cdot (\beta - k_a)} \cdot e^{-k_a \cdot t} \\
&= A \cdot e^{-\alpha \cdot t} + B \cdot e^{-\beta \cdot t} - (A + B) \cdot e^{-k_a \cdot t}
\end{aligned}$$

モーメント解析

AUC の計算

■台形公式

$$AUC_{t_i}^{t_{i+1}} = \frac{(t_{i+1} - t_i) \cdot (C_{t_i} + C_{t_{i+1}})}{2}$$

■対数台形公式

$$AUC_{t_i}^{t_{i+1}} = \frac{(C_{t_{i+1}} - C_{t_i}) \cdot (t_{i+1} - t_i)}{\ln\left(\dfrac{C_{t_{i+1}}}{C_{t_i}}\right)}$$

$$AUC_{t-\infty} = \frac{C_t}{k_{el}}$$

MRT の計算

$$MRT = \frac{\int_0^\infty \frac{dX}{dt} \cdot t\,dt}{\int_0^\infty \frac{dX}{dt}\,dt} = \frac{\int_0^\infty CL \cdot C \cdot t\,dt}{\int_0^\infty CL \cdot C\,dt} = \frac{CL \cdot \int_0^\infty C \cdot t\,dt}{CL \cdot \int_0^\infty C\,dt} = \frac{AUMC}{AUC}$$

■台形公式

$$AUMC_{t_i}^{t_{i+1}} = \frac{(t_{i+1} - t_i) \cdot (t_i \cdot C_{t_i} + t_{i+1} \cdot C_{t_{i+1}})}{2}$$

■対数台形公式

$$AUMC_{t_i}^{t_{i+1}} = \frac{(t_{i+1} \cdot C_{t_{i+1}} - t_i \cdot C_{t_i}) \cdot (t_{i+1} - t_i)}{\ln\left(\frac{C_{t_{i+1}}}{C_{t_i}}\right)} - \frac{(C_{t_{i+1}} - C_{t_i}) \cdot (t_{i+1} - t_i)^2}{\ln\left(\frac{C_{t_{i+1}}}{C_{t_i}}\right)^2}$$

$$AUMC_{t-\infty} = \frac{t_n \cdot C_t}{k_{el}} + \frac{C_t}{k_{el}^2}$$

$$MRT = \frac{1}{k_{el}}$$

$$MRT_{po} = MAT + MRT_{iv} = \frac{1}{k_a} + \frac{1}{k_{el}}$$

分布容積の計算

$$V_{ss} = MRT \cdot CL$$

$$V_z = \frac{CL}{k_{el}} = \frac{Dose}{AUC \cdot k_{el}}$$

生理学的モデル

タンパク結合

$$C_{bound} = \frac{n \cdot P_t}{K_d + C_u} \cdot C_u$$

非結合型分率

$$f_p = \frac{C_u}{C_{bound} + C_u} = \frac{1}{1 + \dfrac{n \cdot P_t}{K_d}}$$

$$f_b = \frac{f_p \cdot C_p}{C_b} = \frac{f_p}{R_b}$$

臓器クリアランス

$$CL_{organ} = \frac{Q \cdot (C_a - C_v)}{C_a} = Q \cdot E = Q \cdot (1 - F)$$

Well-stirred モデル

$$CL_h = \frac{Q \cdot f_b \cdot CL_{int}}{Q + f_b \cdot CL_{int}}$$

$$F_h = \frac{Q}{Q + f_b \cdot CL_{int}}$$

Parallel tube モデル

$$CL_h = Q \left[1 - e^{\left(-\frac{f_b \cdot CL_{int}}{Q}\right)} \right]$$

$$F_h = e^{\left(-\frac{f_b \cdot CL_{int}}{Q}\right)}$$

腎クリアランス

$$CL_r = (f_b \cdot GFR + CL_s) \cdot (1 - FR)$$

$$v = \frac{V_{\max}}{K_m + C_u} \cdot C_u$$

分布容積

$$V_{ss} = V_b + f_b \cdot \sum \frac{V_{t,i}}{f_{t,i}}$$

経口クリアランス

$$\frac{Dose}{AUC_{po}} = \frac{CL}{F} = \frac{CL_h}{F_h} = f_b \cdot CL_{\text{int}}$$

索　引

欧　文

AGP（a_1-acid glycoprotein）……98
AUC……4, 68, 70, 117
$AUMC$……70
average……13
a_1-酸性糖タンパク質……98
a 相……43
β 相……43
C_{max}……4, 41
Caco-2……33
central compartment……45
CV（coefficient variation）……15
CYP2C19……76, 106
CYP3A4……67, 75
Dose number……82
EM（extensive metaboliser）……106
flip-flop……42
geometric mean……18
GFR……91
MBI（Mechanism-based inhibition）……77
mean……13
microscopic constant……54
MRT……50, 68, 118
parallel tube モデル……119
peripheral compartment……45
Phase I……5
PM（poor metaboliser）……106
SD（standard deviation）……13, 23
SE（standard error）……23
SS（sum of residual squares）……14
$t_{1/2}$……3, 80
T_{max}……4, 41, 80
TDM（therapeutic drug monitoring）……6
toxicokinetics……4
well-stirred モデル……60, 119

あ　行

当てはめ曲線……8
安全性研究者……4
医師……6
1-コンパートメントモデル……37, 38, 115
1 次吸収 1-コンパートメントモデル……41
1 相性消失……37, 66
遺伝子多型……22, 106
インタビューフォーム……6, 79
インフュージョン……39, 48
重み付け検量線……26

か　行

ガウス法……28
肝アベイラビリティ……67
肝固有クリアランス……3
幾何平均……18
クリアランス……1, 29
クレアチニンクリアランス……31
グレープフルーツジュース……67, 75, 103
経口クリアランス……67, 120
経口投与……41, 52, 115, 117
血液クリアランス……30
血液-血漿中濃度比……58, 63
血漿クリアランス……30
血漿中濃度-時間曲線下面積（AUC）……4, 68
血流律速……60
酵素阻害……73
酵素誘導……77
個体差……13, 21
固有クリアランス律速……60
コンパートメントモデル……5, 37, 115
コンパートメントモデル解析……3, 9

さ　行

最高血漿中濃度（C_{max}）……4, 41

最高血漿中濃度到達時間（T_{max}）	4, 41, 80
最終相における分布容積	46
最小二乗法	24
細胞外液	94
残差	14
残差平方	14
残差平方和	14
算術平均	18
ジェネリック医薬品	102
糸球体ろ過速度（GFR）	91
指数関数	51, 113
持続静脈内投与	115
シミュレーション	8
消失相	43
消失速度定数	33, 38
小腸アベイラビリティ	67
静脈内投与	38, 43, 115, 116
腎クリアランス	31, 33, 91, 120
信頼区間	17
正規分布	15
製剤研究者	4
生物学的同等性試験	18
生理学的パラメータ	108
生理学的モデル	57, 119
生理学的モデル解析	3, 9
線形最小二乗法	24, 27
全身クリアランス	30
臓器クリアランス	59, 119
阻害剤	73
速度（v）	29
組織クリアランス	59
組織-血液中濃度比	58

た 行

第1相	5
台形公式	69, 70, 117, 118
代謝酵素	73
代謝の遅い人	106
代謝の速い人	106
対数正規分布	18
対数台形公式	69, 70, 117, 118

タンパク結合	57, 119
蓄積係数	85
蓄積性	85
中央コンパートメント	45
中央値	19
抽出率	60
定常状態	29
定常状態血漿中濃度	29, 50
定常状態分布容積	45, 46
デコンボリューション法	5
伝達関数	113
点滴	39, 48
添付文書	6, 79
同等性試験	102
トキシコキネティクス	4
トラフ	6, 86
とんぼ返り	42

な 行

2-コンパートメントモデル	37, 43, 116
2相性消失	37, 66
濃度（C）	29

は 行

バイオアベイラビリティ（F）	2, 3
半減期（$t_{1/2}$）	3, 4, 80
非結合型分率	57, 119
非線形最小二乗法	27
被相互作用薬	73
評価	7, 9
標準誤差	23
標準偏差	13, 23
物質収支式	57
分散	14
分布相	43
分布容積	39, 118, 120
平均	13
平均滞留時間（MRT）	50, 68
ベイジアン推定	6
変動係数	15
母集団解析	6

ポピュレーションキネティクス解析……6

ま 行

膜透過クリアランス………………33, 34
膜透過係数………………………………35
末梢コンパートメント…………………45
ミカエリス定数…………………………75
メジアン…………………………………19
メディシナルケミスト…………………3
モーメント解析…………3, 5, 9, 68, 117
モーメント曲線下面積…………………70
モデル非依存解析………………………3

や 行

薬剤師……………………………………6

薬物間相互作用……………………73, 103
薬物動態…………………………………1
薬物動態研究者…………………………5
薬物動態パラメータ………………1, 79
薬理研究者………………………………4
溶解性……………………………………82
溶出試験…………………………………90
予測……………………………………7, 9

ら 行

ラグタイム……………………………107
ラプラス変換……………………52, 109
ラングミュアー式………………………59
臨床薬理研究者…………………………5

著者紹介

加 藤　基 浩（Kato Motohiro）

【略歴】
1962 年　愛知県生まれ
1987 年　広島大学大学院修了，中外製薬株式会社に入社
1999 年　東京大学にて薬学博士取得
現在，中外製薬株式会社で非臨床薬物動態研究従事

【所属学会】
日本薬学会，日本薬物動態学会（評議員），
International Society for the Study of Xenobiotics

【受賞】
1998 年　日本薬物動態学会年会インパクト賞受賞
1999 年　日本薬物動態学会年会ベストポスター賞受賞
2003 年　日本薬物動態学会年会ベストポスター賞受賞
2004 年　日本薬物動態学会年会ベストポスター賞受賞（共同実験者）
2005 年　日本薬物動態学会奨励賞受賞
2006 年　日本薬物動態学会年会ベストポスター賞受賞（共同実験者）

【著書】（分担執筆）
「Enzyme- and Transporter-Based Drug-Drug Interactions：Progress and Future Challenges」Springer, 2010
「薬物の消化管吸収予測研究の最前線」メディカルドゥ，2010
「分子薬物動態学」南山堂，2008
「薬物動態の基礎 はじめての薬物速度論」南山堂，2008（単著）

「最新創薬学 2007－薬物動態学特性の解析は創薬のキーワード－」メディカルドゥ，2007
「マイクロドーズ臨床試験　理論と実践」じほう，2007
「創薬動態」日本薬物動態学会，2007
「エリスロポエチンのすべて」メディカルレビュー社，2005
「摘出ヒト組織・細胞を用いた非臨床研究」エル・アイ・シー，2005
「薬物動態解析入門－はじめての薬物速度論」パレード，2004（単著）
「次世代ゲノム創薬」中山書店，2003
「ファーマコキネティクス－演習による理解」南山堂，2003
「医薬品開発における薬物動態研究」じほう，1998

【ホームページ】
http://www.geocities.jp/jupiter2752　or
http://www.geocities.co.jp/Technopolis-Jupiter/2752/

もっとわかる薬物速度論
添付文書の薬物動態パラメータを読み解く　　©2010
定価（本体 **1,900** 円＋税）

2010 年 10 月 15 日　1 版 1 刷

著　者　加　藤　基　浩
発 行 者　株式会社　南　山　堂
　　　　　代表者　鈴　木　肇

〒113-0034　東京都文京区湯島 4 丁目 1-11
TEL 編集(03)5689-7850・営業(03)5689-7855
振替口座 00110-5-6338

ISBN 978-4-525-72731-4　　　　　　　Printed in Japan

本書を無断で複写複製することは，著作者および出版社の権利の侵害となります．
[JCOPY] ＜(社)出版者著作権管理機構　委託出版物＞
本書の無断複写は著作権法上での例外を除き禁じられています．複写される場合は，
そのつど事前に，(社)出版者著作権管理機構(電話 03-3513-6969，FAX 03-3513-6979，
e-mail: info@jcopy.or.jp)の許諾を得てください．